Möhrensuppe statt Kortison
Morbus Crohn, Colitis Ulcerosa und Arthritis mit natürlichen Alternativen erfolgreich behandeln

von Dr. rer. nat. Dirk Klante

Möhrensuppe statt Kortison

Morbus Crohn, Colitis Ulcerosa und Arthritis mit natürlichen Alternativen erfolgreich behandeln

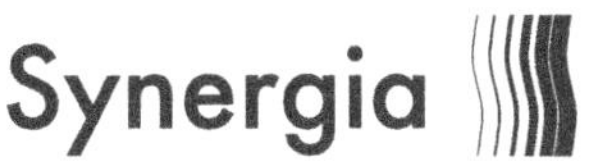

Autor und Verlag schließen ausdrücklich jegliche Haftung hinsichtlich Sach- und Körperschäden sowie sonstige (bspw. juristischen) Folgen aus, die aus Anwendung der im Buch beschriebenen Methoden entstehen könnten. Das Befolgen der in diesem Buch vorgeschlagenen Tipps und Hinweise geschieht auf eigene Verantwortung. Bei körperlichen oder psychischen Beschwerden konsultieren Sie bitte einen Arzt oder Therapeuten. Es sind im Buch möglicherweise auch Anwendungen oder Mittel empfohlen, deren Einnahme oder Anwendung gesetzlich in manchen deutschsprachigen Ländern untersagt sind. Vorsorglich wird darauf hingewiesen, dass der Leser sich selbst über die gesetzlichen Vorschriften zu informieren hat, und auch hier Autor und Verlag jegliche Verantwortung ausschließen. Die Empfehlungen sind aus der persönlichen Sicht des Autors gegeben und stellen keinen Aufruf zum Arzneimittel-Missbrauch dar. Ggf. kann der geneigte Leser sich zur Anwendung in Gebiete begeben, in denen die entsprechenden Mittel legal sind.

Hinweis zur geschlechtergerechten Sprache: Die Tipps und Hinweise in diesem Buch sprechen in aller Regel Frauen und Männer zugleich an. Wenn nicht explizit gekennzeichnet, bezieht das der einfachen Lesbarkeit geschuldete generische Maskulinum Frauen und Männer zugleich mit ein.

3. Auflage 2016
veröffentlicht im Synergia Verlag,
eine Marke der Sentovision GmbH, Basel

www.synergia-verlag.ch

Umschlaggestaltung, Gestaltung und Satz: FontFront.com, Roßdorf
Printed in EU

ISBN: 978-3-944615-34-9

Bibliografische Information der Deutschen Bibliothek
Die Deutsche Bibliothek verzeichnet diese Publikation in der deutschen Nationalbibliografie; detaillierte bibliografische Daten sind im Internet unter http://dnb.ddb.de abrufbar.

Inhaltsverzeichnis

Danksagung

Ich möchte mich bei Karin Steinbach, Nadine Klante, Dr. Markus Sandmann und Susanne Steinmetz für die Manuskriptdurchsicht bedanken. Bei Lina Schade bedanke ich mich für die Bereitstellung zahlreicher Fachartikel. Mein ganz besonderer Dank gilt meiner Schwester Nadine für ihre wertvolle Kritik und Anregung.

Dirk Klante

I Einführung

Das ist meine Hypothese:
„Ich bin davon überzeugt, dass Oligogalacturonsäuren aus Möhren ein perfektes Antibiotikum sind, um Morbus Crohn lebenslang erfolgreich und ohne nennenswerte Nebenwirkungen zu behandeln."

Dirk Klante

Ein Wort zuvor

Wenn Sie es als **Morbus-Crohn-** oder **Colitis-Ulcerosa-Patient** leid sind, durch eine furchtbare Therapiemühle gedreht zu werden, um sich anschließend nicht mehr wiederzuerkennen, dann werden Sie in diesem Buch fündig. Was Sie durchgemacht haben und wie Sie sich fühlen, wenn Sie sich vor Schmerzen krümmen, blutige Durchfälle erleiden, Angst vor einem künstlichem Darmausgang haben etc., ist mir aus eigener Erfahrung bekannt.

Sie werden **deutlich** weniger Medikamente benötigen. Bei mir waren es **91 bis 100 % weniger**.

Dieses Buch ist nicht nur für Patienten mit chronisch-entzündlichen Darmerkrankungen hilfreich, sondern auch für **Arthritiker** und **Rheumatiker**. Die Entzündungsvorgänge sind bei all diesen Erkrankungen praktisch identisch. Außerdem ist Arthritis eine extraintestinale Manifestation des Morbus Crohn. So war es auch bei mir. In den Kapiteln Boswellia serrata und Omega-3-Fettsäuren gehe ich ausführlicher auf Arthritis ein.

Der vorliegende Ratgeber eignet sich zum **„Querlesen"**. Deshalb liefert das Kapitel XII einen Gesamtüberblick meiner therapeutischen Maßnahmen in Kurzform. Die längeren Kapitel IV–XI sind jeweils dreigeteilt. Es gibt eine allgemeine Einführung von maximal zwei Seiten, eine Zusammenfassung unter der Überschrift „Kurz und bündig" sowie einen abschließenden Teil mit detaillierten wissenschaftlichen Fachinformationen. In Kapitel IX ist die Einführung länger, da unter anderem einzelne Krankheitsfälle aus der medizinischen Literatur ausführlich beschrieben werden. Bei den verbleibenden Kapiteln II, III und XIII war eine Aufteilung nicht notwendig.

Seit 1989 beschäftige ich mich mit alternativen Heilmethoden, vornehmlich mit **orthomolekularer Medizin**. Aber auch die klassische Naturheilkunde hat in einigen Bereichen sehr interessante Wirkstoffe mit geringen Nebenwirkungen zu bieten. Hier ist vor allem der indische Weihrauch **Boswellia serrata** zu nennen.

Ich habe eine Grundhaltung und die lautet: **Nutrition first!**
Das bedeutet, Nahrung und Nahrungsergänzungsmittel in hohen bis extrem hohen Dosen haben bei der Bekämpfung von Krankheiten oberste Priorität. Das ganze Arsenal an natürlichen nebenwirkungsarmen/freien Wirkstoffen kann Morbus Crohn erfolgreich bekämpfen. Dieser Ansatz ist das genaue Gegenteil des herkömmlichen Ansatzes: „One drug – one disease". Hier gilt: Viele Nährstoffe ergänzen sich in synergistischer Weise zu einem perfekten Ganzen.

Des Weiteren habe ich eine **dynamische Grundhaltung**, aus der heraus ich mich selbst nie als passives Opfer irgendeines Schicksals sehe. Ich habe meine Krankheit immer als chemisches und biochemisches Problem betrachtet, das grundsätzlich und auf natürliche Weise lösbar ist. Erst danach kommt die immer noch pharmazeutisch-industriell dominierte Schulmedizin, auf die ich, wenn es unausweichlich ist, natürlich auch in sehr geringem Umfang zurückgreife. Es ist sehr wahrscheinlich – egal wie schwer Ihre Krankheit war oder ist – dass das vorliegende Buch einen Nutzen für Sie hat. Wenn Sie sich an meine Ratschläge halten, werden Ihre Schübe seltener und milder verlaufen. Mit Möhrensuppe, Probiotika und Vitaminen können Sie nichts falsch machen. Seien Sie mutig und fangen Sie einfach mal an! Und lassen Sie mich wissen, welche Erfahrungen Sie machen.

Morbus Crohn – was ist das?

Morbus Crohn wird mit Colitis Ulcerosa praktisch immer in einem Atemzug genannt. Beide Erkrankungen fasst man unter dem Sammelbegriff chronisch-entzündliche Darmerkrankungen zusammen. Für Colitis Ulcerosa trifft diese Kurzbeschreibung ganz gut zu, da hier ausschließlich der Dickdarm befallen wird. Bei Morbus Crohn greift die Klassifizierung chronisch-entzündliche Darmerkrankung zu kurz. Hier kann der komplette Gastrointestinaltrakt betroffen sein. Von der Mundhöhle bis zum After. Das sollte man dann wirklich nicht mehr ausschließlich als Darmerkrankung abtun. Darüber hinaus sind die Begleiterkrankungen außerhalb des Magen-Darmtraktes (extraintestinale Manifestationen) bei Morbus Crohn sehr vielfältig. So können Haut, Gelenke, Augen etc. von der Entzündung betroffen sein. Die Betroffenen leiden unter beiden Krankheiten mitunter sehr. Lange Krankschreibungen, Berufsunfähigkeit, soziale Isolation sind nicht selten. In Deutschland gibt es ca. 190.000 Morbus Crohn und etwa genauso viele Colitis Ulcerosa-Patienten. Lange Zeit glaubte man, dass Morbus Crohn eine Autoimmunerkrankung sei. Das eigene Immunsystem kann zwischen bekannt und fremd nicht unterscheiden und greift deshalb körpereigene Gewebe an. Diese Annahme hat sich als falsch erwiesen. Morbus Crohn kann eher als bakterielle Krankheit aufgefasst werden. Sie ist die Folge eines angeborenen Immundefektes im Darm. Jeder Mensch besitzt in der Darmschleimhaut antibiotisch wirkende Peptide – auch Defensine genannt. Bei Morbus Crohn-Patienten ist das Defensinmuster sehr unvollständig. Im Gegensatz zu gesunden Personen heften sich Bakterien an die Darmwand und lösen Durchfall und Entzündung aus. Diese ausgesprochen bedeutende Erkenntnis geht auf die Arbeitsgruppe von Prof. Stange und Dr. Wehkamp vom Robert-Bosch-Krankenhaus in Stuttgart zurück. Es ist von dieser Arbeitsgruppe auch schon versucht worden, die Defensine zu produzieren. Sie konnten identifiziert werden, des Weiteren wurde Reis genetisch so verändert, dass er diese Defensine herstellen kann. Leider ist es nicht gelungen die Defensine kostengünstig aus dem Reis zu isolieren. Ein anderer Ansatz wäre es, ein perfektes Antibiotikum einzunehmen. Dieses Antibiotikum müsste nebenwirkungsfrei/arm sein und dürfte auch die Darmflora nicht negativ beeinflussen. Unmöglich, sagen Sie? Die gute Nachricht ist: so ein Antibiotikum stellt die Natur bereits seit Jahrmillionen her. Oligogalacturonsäuren! Dazu mehr in Kapitel II.

Morbus Crohn – meine Geschichte:

Ich bin Chemiker und Anfang der 90er Jahre an Morbus Crohn erkrankt. Meinen Beruf erwähne ich, weil er für die Herangehensweise, Verarbeitung und letztlich erfolgreiche Bekämpfung der Krankheit von entscheidender Bedeutung ist. Jahre bevor ich an Morbus Crohn erkrankte, hatte ich als Kind und Jugendlicher verschiedene Hauterkrankungen. Mit 14 Jahren litt ich mal wieder an einem unschönen Ekzem im Gesicht. Zum ersten Mal wurde mir deutlich, dass dieses Ekzem die Folge von fehlgesteuerten chemischen Reaktionen, die in mir abliefen, sein muss. Natürlich war ich zu diesem Zeitpunkt vollkommen damit überfordert, die Dinge auch nur im Ansatz zu verstehen, geschweige denn zu lösen.

Krankheit bedeutete für mich damals wie heute *molekularer Krieg*. Um den *Feind* zu besiegen, müssen deshalb die richtigen Truppen in der richtigen Truppenstärke bereit stehen. Übersetzt bedeutet das: Die richtigen Substanzen (Moleküle) in ausreichend hoher Dosierung. Wer sich ein wenig auskennt, bemerkt sofort, das ist die Kernbotschaft der **orthomolekularen Medizin**.Wichtig hierbei ist die Betonung auf **richtige** Substanzen. Medikamente gehören nicht dazu, sondern Substanzen, die der Körper zum Leben benötigt, aus denen er besteht. Das sind Vitamine, Aminosäuren, Mineralstoffe, Spurenelemente und unter gewissen Bedingungen auch einige Hormone. Insgesamt sind das etwa 50 verschiedene Stoffe. Darüber hinaus spielen Ernährung, Bewegung und einige Bereiche der klassischen Naturheilkunde eine sehr wichtige Rolle bei der Bekämpfung von Krankheiten.

Als ich dann die Diagnose Morbus Crohn bekam, war mir die Krankheit völlig unbekannt. Mein Wissen über orthomolekulare Medizin war gewachsen, aber verglichen mit heute natürlich sehr gering. Der Schub hatte mich voll erwischt. So blieb mir nichts anderes übrig als die Standardmedikamente Kortison und Mesalazin in großen und letztlich auch schädlichen Mengen einzunehmen. Um die Nebenwirkungen des Kortisons, wie z.B. Knochenabbau und Infektionsanfälligkeit erträglich zu halten, hatte ich damals bereits eigenverantwortlich Vitamin B-Komplex, Calcium, Vitamin D und einige weitere Vitamine eingenommen. So ist es mir z.B. gelungen mit hohen Dosen Vitamin C und Zink jegliche Infektion zu vermeiden. Angesichts der enorm immunsuppressiven Wirkung der verwendeten Kortisonmengen war das sicherlich eine Seltenheit. Die überwiegende Mehrheit der Ärzte hielt die unterstützende Einnahme von Vitaminen für überflüssig. Aber ich nahm die Vitamine weiterhin ein. Wie man heute weiß, war meine Entscheidung richtig. Die Schubphase Anfang der 90er war sehr zermürbend. Das Gröbste schien überstanden, aber so richtig gesund wurde ich nicht. Nach gut sieben Monaten schulmedizinischer Therapie begann die Lage sich dramatisch zu verschlechtern. Ich bekam Geschwüre an den Beinen, trotz oder gerade wegen hoher Kortisondosen. Es ist bekannt, dass Kortison selbst das Risiko für einen Morbus Crohn Schub deutlich erhöht (siehe Kapitel II). Die Geschwüre (Pyoderma Gangrenosum) sind eine Begleiterkrankung der Haut im Rahmen des Morbus Crohn. Das kommt häufiger vor, aber nicht in dieser Heftigkeit wie bei mir. Mein rechtes Bein war komplett offen und das linke von mehreren größeren Geschwüren übersät. Schließlich befand ich mich in einer Hautklinik. Auf den rechten Unterschenkel hat niemand mehr was gegeben. Jedes Mal, wenn ich irgendwo vorstellig wurde, schlugen die Ärzte die Hände über den Kopf zusammen. Eine Prognose wollte niemand wagen, auch nicht auf Nachfrage. Niemand konnte mir damals Hoffnung machen, ob das jemals wieder verheilen würde. Natürlich wurde im Krankenhaus wieder eine Darmspiegelung gemacht. Zum dritten Mal innerhalb von zehn Monaten sollte ich eine „Kortisonkur" bekommen. Die Vitamine und das Calcium habe ich natürlich weiter genommen. Damals schwor ich mir, solche Mengen Kortison und andere Medikamente nehme ich nie wieder. Dank natürlicher Alternativen ist es bis zum heutigen Tag nie wieder so weit gekommen. Einen Monat lag ich im Krankenhaus. Im Darm war so weit alles o.k. Die Beine waren aber immer noch großflächig offen.

Der linke Unterschenkel war nach 14 Monaten, der rechte nach zwei Jahren und fünf Monaten verheilt. Es war ein Martyrium. Natürlich ist alles total vernarbt. Da sich der Zustand meiner Unterschenkel unter der schulmedizinischen Therapie immer weiter verschlechtert hatte, setzte ich die Medikamente ausschleichend ab. Ein Arzt sagte mir, ich müsse Mesalazin mein Leben lang nehmen, woran ich mich verständlicher Weise nicht hielt. Sieben Wochen später war das Medikament Geschichte. Ärzte, die so etwas von sich geben, sollten Sie meiden. Kortison hatte ich bereits vorher abgesetzt.

Damit keine Missverständnisse aufkommen, wenn es unumgänglich ist, dann muss **vorübergehend** Kortison in **maßvollen** Mengen eingenommen werden. Das würde ich auch machen. Ich denke auch, dass es damals nicht falsch war, mit der Kortisoneinnahme zu beginnen. Aber wenn es bei Kortison, Mesalazin, Immunsupressiva etc. bleibt, dann ist die Therapie nicht nur unzureichend, sondern irgendwann auch grundfalsch.

Die Recherche nach anderen Methoden war ohne Internet sehr mühsam. Etwa ein Jahr nach Erkrankungsbeginn suchte ich mir einen Schulmediziner mit zusätzlicher naturheilkundlicher Ausrichtung. Er verschrieb mir Probiotika. Darüber hat sich die überwiegende Mehrheit der Ärzte in der Vergangenheit lächerlich gemacht. Bis heute wird leider keine Mehrheit der Mediziner von der Wirksamkeit der Probiotika überzeugt sein.

Nach einiger Zeit stieß ich dann noch auf Vitamin A, Fischöl u.a.m. Ich wusste, dass ich auf dem richtigen Weg bin. Da ich nie mehr so leiden wollte, musste ich ganz neue Wege gehen. Die Schulmedizin war mit ihrem Latein in meinem Fall am Ende. Ich behaupte nicht, dass ich repräsentativ bin, ein Einzelfall bin ich aber auch nicht. Vermutlich haben all diese Nährstoffe einen neuen Schub gut 20 Jahre hinausgezögert. In dieser Zeit nahm ich keine Medikamente und blieb zu fast 100 % symptomfrei.

Im August 2013 bekam ich einen Schub, der sogar viel dramatischer begann als Anfang der 90er. Die **Blutlachen**, die beim Stuhlgang abgingen, hatten mich geschockt, aber nur für wenige Stunden. Ich blieb ausgesprochen ruhig. Ganz bewusst entschied ich mich dafür, keinen Arzt aufzusuchen. Für mich bot sich die einmalige Chance zu beweisen, ohne Medikamenteneinnahme einen solchen Schub in eine Remission zu überführen. Sehr schnell gingen mir etliche natürliche Wirkstoffe, biochemische Vorgänge, Fachartikel durch den Kopf, die ich den letzten Jahren kennengelernt habe.

Bereits im Jahr 2006 entwickelte ich die Theorie, dass Möhrensuppe ein sehr bedeutendes Therapeutikum für Morbus Crohn sein muss. Bei einem solchen Befund empfiehlt jeder Arzt Kortison in hohen Dosen. Ich entschied mich erst mal für Möhrensuppe. Mit Möhrensuppe ist es mir gelungen den Stuhl innerhalb von **zwei bis vier Tagen** unblutig und fest zu bekommen. Das geht mit Kortison auch nicht schneller.

Eine ganze Reihe weiterer Nährstoffe wie Boswellia serrata, Fischöl, Vitamin D, Probiotika u.s.w. sorgten dafür, dass alles viel milder ablief als vor über 20 Jahren und schließlich in völliges Wohlbefinden mündete. Ich hatte auch dieses Mal Geschwüre, die jedoch nur ein Bein betrafen. In ihrer Flächenausdehnung waren es gerade mal ca. 3 % verglichen mit denen von damals. Die Heilungszeit der Geschwüre betrug zwei bis maximal drei Monate. Da sie aber etwas zeitversetzt auftraten, hatte ich insgesamt fünf Monate offene Stellen. Damals waren es bis zu 29 Monate. Medikamente spielten bei meiner erfolgreichen Therapie eine praktisch vernachlässigbare Rolle:

Konkret:
Kortison: -91 % bis -100 %; andere Medikamente: -100 %

In der Schubphase Anfang der 90er musste ich insgesamt etwa 4800 mg Kortison und etliches an Mesalazin zu mir nehmen. Diesmal waren es lediglich 420 mg Kortison und 0 mg eines jeden erdenklichen anderen Crohn-Medikaments. Betrachtet man die Kortisonmengen, die ein Morbus Crohn-Patient in 20 Jahren durchschnittlich benötigt, so liegt die Reduktion etwa im Bereich von 99 %. Oder anders ausgedrückt: Was ich in gut 20 Jahren an Kortison eingenommen habe, nimmt ein Morbus Crohn-Patient im akuten Schub innerhalb von sieben Tagen zu sich.

Wobei ich das Kortison noch nicht mal im akuten Schub nehmen musste, sondern nach einigen Monaten in sehr geringer Menge wegen einer unglücklichen Komplikation (siehe Kapitel IX). **Die Remission habe ich vollkommen ohne Kortison oder andere Medikamente erreicht**. Unter Remission versteht man definitionsgemäß bei Morbus Crohn einen weitgehend beschwerdefreien Zustand, der sich mit einem Punkte-Index ausdrücken lässt. Dieser Index heißt Crohns-Disease-Activity-Index (CDAI). Bestimmten Symptomen und Laborwerten wird dabei eine Punktzahl zugeordnet. Liegt diese Punktzahl unter 150, so handelt es sich um eine Remission. Nach etwa acht Wochen lag mein CDAI dauerhaft deutlich unter 150.

Ein Kontrollkoloskopie nach gut zwei Monaten Selbsttherapie im Oktober 2013 gab mir Recht. Mein Internist hielt Medikamente für nicht nötig. Obwohl die maximale Wirkung der Therapie noch nicht erreicht war. Das ist etwa nach vier bis sechs Monaten der Fall. Deshalb waren zu diesem Zeitpunkt noch kleinere und schwächere Entzündungsherde vorhanden. Eine weitere Kontrolluntersuchung sollte jedoch nicht, wie üblich nach sechs Wochen, sondern erst in einem Jahr erfolgen.

Meinem Internisten habe ich die Geschichte natürlich nicht erzählt. Ich sagte nur, dass ich jetzt zwei Probiotika und Boswellia serrata nehmen würde. Worauf er nichts einzuwenden hatte. Er ist zwar kein Orthomolekular- bzw. Naturheilarzt, aber für viele Dinge offen. Mein erfolgreiches Experiment ist kein Beweis dafür, dass es immer und bei allen so gut funktioniert. Das Experiment beweist aber, dass es grundsätzlich möglich ist, selbst bei Morbus Crohn mit schweren Symptomen die Einnahme von nebenwirkungsreichen Medikamenten dramatisch zu reduzieren.

Standpunkt:
Wer gesund werden will, muss vollkommen anders denken

Egal, ob Sie nun eine einfache Erkältung, Morbus Crohn oder noch viel schwerwiegendere Krankheiten haben, die Art und Weise wie Sie durchs Leben gehen, bestimmt den Heilungserfolg ebenfalls. Damit meine ich nicht den puren Glauben an irgendetwas, sprich den Placebo-Effekt. Der meiner Meinung nach hinsichtlich seiner zeitlichen Wirkung von vielen deutlich überschätzt wird.

Hierzu ein Beispiel:

Sind Sie ein Fan des Mainstreams, lassen Sie sich durch billige Werbung blenden? Glauben Sie, was nichts kostet, taugt auch nichts? Suchen Sie nach Seitenpfaden, um Neues zu entdecken? Wenn Sie die ersten beiden Fragen mit ja und die dritte mit nein beantworten, werden Sie im Falle einer ernsten Erkrankung mit an Sicherheit grenzender Wahrscheinlichkeit nicht gesund.

Sie landen in einer üblichen Arztpraxis. Dort bekommen Sie Mainstream-Medizin. Medizin, die fast ausschließlich auf patentierbaren Lösungen durch die Pharmaindustrie basiert. Kann diese Medizin umfangreich genug sein? Hat diese Medizin in den letzten Jahrzehnten dazu geführt, dass Sie eine gute Lebensqualität hatten? Können Sie mit Ihrem Morbus Crohn jede Woche 70 – 80 km Joggen? Können Sie unbeschwert die allermeisten kulinarischen Köstlichkeiten genießen, freuen Sie sich auf Parties oder haben Sie Angst vor Durchfällen und bleiben zu Hause?

II Kortison oder Möhrensuppe? Möhrensuppe über alles!

Ein Hauptproblem, das bei natürlichen Heilmitteln oft Auftritt, ist die Tatsache, dass sie nicht so schnell wirken wie viele Medikamente. Deshalb kann es absolut berechtigt sein, im akuten Notfall bzw. Schub für **kurze** Zeit sehr starke Wirkstoffe einzunehmen. Bei einem Morbus Crohn Schub wird üblicherweise Kortison über einen Zeitraum von sechs bis acht Wochen verabreicht. Beginnend mit 60 mg des Standardkortikoids Prednisolon täglich in der 1. Woche. Jede weitere Woche wird – wenn möglich – um 10 mg reduziert. In der 6. Woche werden also 10 mg täglich verabreicht. Ab dann wird diese Dosis aufrechterhalten oder weiter auf 5 bzw. 2.5 mg täglich reduziert. So dass der Patient am Ende das Kortison nach zwei oder drei Monaten absetzen kann, wenn er Glück hat. In einem solchen Zyklus nimmt man schnell 1500 – 1700 mg Kortison zu sich. Dabei sind vorübergehende oder längere Erhaltungsdosen noch nicht mit eingerechnet. Die Prozedur habe ich vor über 20 Jahren ebenfalls durchgemacht. Mir wurde schnell klar, dass es sich um keine wirklich nachhaltige Therapie handelt, sondern um reine Symptombekämpfung mit extremen Nebenwirkungen. Das ist schlichtweg eine Bankrotterklärung für die allgemein etablierte Therapie.

Zwar hätte ich durch hohe Kortison Dosierungen den starken blutigen Durchfall auch diesmal lindern können. Doch der Erfolg trügt gewaltig. Man erreicht mitunter Remissionsraten von 90 % innerhalb von drei Wochen. Kortison selbst kann jedoch das Risiko für einen Rückfall erhöhen. Ein deutlich erhöhtes Risiko liegt z.B. vor, wenn in den vergangenen drei Jahren mehr als drei Kortisonkuren durchgeführt wurden. Hatte die letzte Kortisonbehandlung weniger als sechs Monate zurückgelegen, so war das Risiko für einen Rückfall innerhalb von sechs Monaten nach Absetzen des Kortisons 56 %. Lag die Behandlung länger zurück, so betrug die Rückfallrate nur 19 % (Brignola 1994). Dieser Unterschied war hochsignifikant. Brignola und seine Mitarbeiter konnten auch zeigen, dass eine 15-wöchige Kortisonbehandlung keine längeren Remissionszeiten gegenüber einer 7-wöchigen Behandlung erbrachte. Mal ganz abgesehen von den zusätzlichen Nebenwirkungen der Langzeittherapie. In der Tendenz war es sogar so, dass bei der Kurzzeittherapie die Rückfallrate bei 47 % und bei der Langzeittherapie bei 63 % bezogen auf einen Halbjahreszeitraum nach Absetzen des Kortisons lag. Der Unterschied war jedoch statistisch nicht signifikant. Aufgrund dieser Fakten sollte meine Vorgehensweise diesmal anders sein.

Damals hatte ich Kortison in den Mengen auch nur genommen, weil ich es schlichtweg nicht besser wusste. Ich hatte von dieser Krankheit noch nie gehört. Es gab kein Internet. Die Informationen musste ich mir mühevoll und vor allem mit viel Zeit, die ich eigentlich nicht hatte, besorgen.

Am 12. August 2013 morgens bekam ich also zum ersten Mal seit gut 20 Jahren wieder extrem blutige Stuhlgänge. Man kann schon sagen, dass es sich um **Blutlachen** handelte. So etwas bekommt man eigentlich mit keinem natürlichen Mittel mehr in den Griff. Oder? Doch, mit Möhrensuppe! Ja, Sie lesen richtig. Möhrensuppe stoppt rasant Durchfall verschiedenster bakterieller Ursache. Morbus Crohn ist letztlich eine bakterielle Krankheit, die aufgrund eines angeborenen Immundefektes im Darm entsteht. Deshalb hat man kurzfristig mit Antibiotika bei Morbus Crohn auch Erfolg. Da man Antibiotika aber nicht dauerhaft einsetzen kann, kommt es nach Absetzen des Medikaments umgehend zum Rückfall. Möhrensuppe ist auch ein Antibiotikum, aber ein natürliches, das Sie aber dauerhaft einnehmen können, ohne Nebenwirkungen befürchten zu müssen.

Am 13. August kochte ich mir zum ersten Mal Möhrensuppe aus Biomöhren. Nach zwei bis vier Tagen war der Stuhlgang unblutig und fest. Es war unglaublich! Meine Theorie über die Wirksamkeit von Möhrensuppe bei Morbus Crohn bestätigte sich eindrucksvoll. Ich aß bis auf drei oder vier Tage zwei Monate lang täglich Möhrensuppe zusätzlich zu den anderen natürlichen Heilmitteln. Sie bekämpft aber nicht nur Durchfall und

Bauchkrämpfe, sondern trägt auch deutlich zur Linderung der Begleiterkrankungen bei. Bis zum heutigen Tag esse ich regelmäßig Möhrensuppe, gekochte Heidelbeeren und geriebene Äpfel. Wenn Symptome wie z.B. Stuhlkonsistenz, Bauchkrämpfe oder Arthritis sich auch nur geringfügig verschlechterten, erhöhte ich phasenweise die Menge an Möhrensuppe. Worauf die Symptome innerhalb von wenigen Tagen verschwanden. Mir kam die Möhrensuppe niemals zu den Ohren raus. Irgendwann schmeckte sie einfach nur noch ziemlich neutral.

Dass ein geriebener Apfel bei Durchfall hilft, ist seit „Omas Zeiten" bekannt. Ebenso helfen Heidelbeeren. Äpfel sind aber längst nicht so wirksam wie Möhren oder Heidelbeeren. Heidelbeeren sind deutlich teurer bzw. frische nicht das ganze Jahr über verfügbar. Alternativ habe ich gelegentlich tiefgefrorene Heidelbeeren (300 g) verwendet. Man lässt sie auftauen und *zermatscht* sie mit einer Gabel. Anschließend werden sie bei kleiner Hitze 20 min. geköchelt. Die heißen Heidelbeeren können Sie hin und wieder über **etwas** Vanilleeis geben. Das ergibt eine hervorragend schmeckende und wohltuende Medizin. Man kann auch die Möhrensuppe mit einem geriebenen Apfel kombinieren, was die Wirkung auf jeden Fall verstärkt. Da geriebene Äpfel schnell braun werden (oxidieren), sollten Sie zwei bis drei Messerspitzen Vitamin C-Pulver unterrühren. Wenn Sie unter Lactose- bzw. Fructoseintoleranz leiden, müssen Sie meine Ernährungsempfehlungen entsprechend anpassen.

Rezept für Möhrensuppe

1 kg Biomöhren schälen und klein schneiden
(ca. 850 g essbarer Anteil)

Die gleiche Menge Wasser – also ca. 850 ml hinzugeben.

Wasser zum Kochen bringen und Brühwürfel hinzugeben.
Möhren ca. 30 min kochen.

Anschließend mit einem Stabmixer alles zu einem Brei zerkleinern.

Mit etwas Butter und/oder Olivenöl abschmecken.

Wenn es Ihre Zeit mal nicht erlaubt zu kochen, können Sie die Möhrensuppe auch als Babykost essen. Das ist vor allem für unterwegs sehr praktisch. Verwenden Sie die Sorten „Pure Karotte“ oder alternativ „Karotte mit Kartoffeln“. Ein Gläschen „Karotte pur“ mit 125 g Inhalt (100 g Karotte) entspricht etwa 150 ml selbst hergestellter Möhrensuppe. Damit die Babykost vernünftig schmeckt, müssen Sie ggfs. etwas Salz und Öl hinzugeben, dann kann man sie sogar kalt verzehren.

So wirkt Möhrensuppe

Möhrensuppe ist ein perfektes Antibiotikum für Mensch und Tier. Gibt man in der Tiermast Karottenextrakt unters Futter, so kann die Antibiotikamenge deutlich reduziert werden. Nur ist das in der konventionellen Landwirtschaft kaum bekannt.

Damit Viren oder Bakterien Durchfall verursachen können, müssen sie sich an die Darmwand heften. Sie docken dort an Rezeptoren an. Rezeptoren sind molekulare Andockstellen auf der Zelloberfläche. Heftet sich also ein anderes Molekül z.B. von der Zelloberfläche eines Bakteriums dort an, so setzt es im nächsten Schritt seine Toxine frei und löst eine Entzündung aus, worauf es zum Durchfall kommt. Der gefährlichste Erreger bleibt harmlos, wenn er sich nicht an die Darmwand heften kann. Und genau hier kommen nun die Möhren ins Spiel. Kocht man Möhren (rohe Möhren haben keine Wirkung!), so werden bestimmte Kohlenhydrate (Oligogalacturonsäuren) freigesetzt. Sie heften sich anstelle der Erreger an die Rezeptoren in der Darmwand, somit können die Erreger keinen Durchfall und keine Entzündung mehr auslösen (siehe Grafik). Morbus Crohn ist eine bakterielle Krankheit, die aufgrund eines angeborenen Immundefektes im Darm entsteht, deshalb hilft Möhrensuppe.

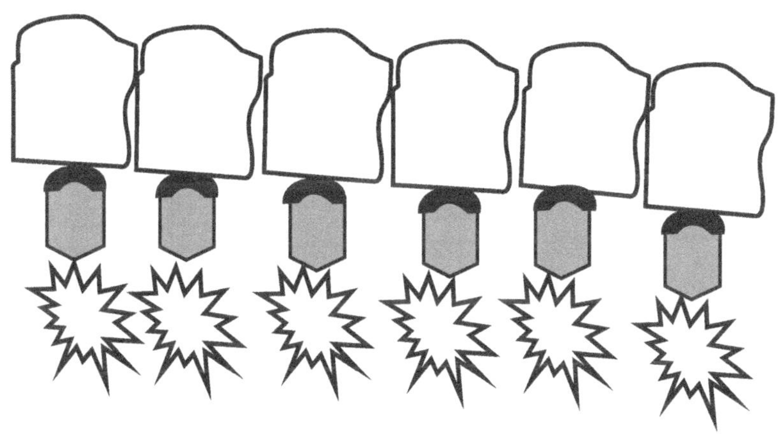

Legende:

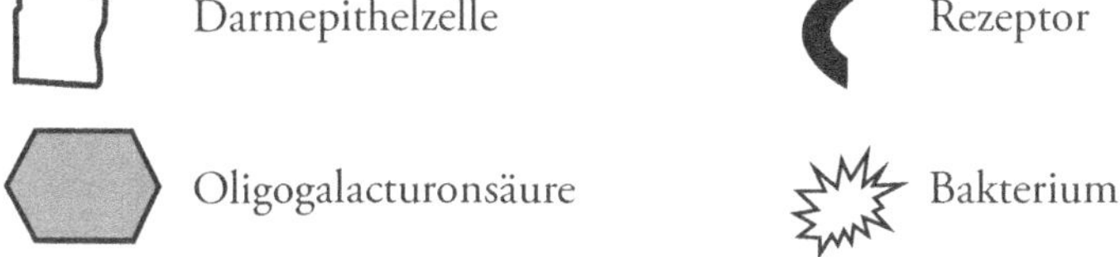

Da Bakterien, die an die Darmwand andocken letztlich die gesamte Entzündungskaskade auslösen, kann Möhrensuppe auch die Begleiterkrankungen der Haut und Arthritis deutlich abmildern. Möhrensuppe ist nicht nur bei Morbus Crohn einsetzbar, sondern auch bei dem ganz normalen Durchfall. Sie brauchen nicht mehr in die Apotheke zu gehen, um dort überteuerte „Mittelchen" zu kaufen, die darüber hinaus auch nicht so gut wirken wie Möhrensuppe. Grundsätzlich ließe sich mit Möhrensuppe die Krankheit Morbus Crohn weitgehend behandeln. Vorausgesetzt der Morbus Crohn beschränkt sich auf den Dickdarm. Aber auch wenn zusätzlich andere Abschnitte des Verdauungstraktes betroffen sind, kann man mit Möhrensuppe eine erhebliche Reduktion von Medikamenten und Nebenwirkungen erreichen. Das Problem: Niemand wird lebenslang täglich Möhrensuppe essen (ich schon).

Die „Lösung": Karottenextrakte zur Durchfallbekämpfung. So etwas gibt es, glaube ich, nur für Tiere. Oder: Die Oligogalacturonsäuren werden aus Möhren extrahiert und als Nahrungsergänzungsmittel angeboten. So etwas gibt es meines Wissens leider nicht. Warum?

III Was Sie essen sollten und was nicht

Man liest immer wieder, dass es keine spezielle Diät bei Morbus Crohn gibt, die den Krankheitsverlauf positiv beeinflusst. Das ist Quatsch! Eine Diät, die reichlich geriebene Äpfel, gekochte Heidelbeeren und Möhrensuppe enthält, beeinflusst die Krankheit extrem positiv. Es wird auch immer wieder behauptet, der Patient kann alles essen, was er verträgt und ihm natürlich auch schmeckt. Das ist völliger Unsinn!

Die Ausführungen in Kapitel X zeigen sehr deutlich, dass eine Ernährung mit sehr hohem Anteil an Omega-3-Fettsäuren die Krankheit positiv beeinflussen kann. Umgekehrt sollten Sie einige Dinge meiden. Wenn ein Patient, weil es ihm schmeckt, viele Nahrungsmittel mit einem hohen Anteil an Omega-6-Fettsäuren konsumiert, so wird es ihm kurzfristig nicht schaden. Der nächste Schub kommt dann höchstwahrscheinlich schneller. Bei Morbus Crohn alles zu essen, was einem schmeckt, halte ich für falsch. Ich esse und trinke auch viele Dinge nicht oder nur in sehr geringen Mengen, die mir zwar schmecken, von denen ich langfristig aber nichts Gutes zu erwarten habe.

Meiden Sie deshalb Lebensmittel mit hohem Gehalt an Omega-6-Fettsäuren. Dazu gehören Pflanzen-, Sonnenblumen-, Distel-, und Maiskeimöl. Des Weiteren alle Fertigprodukte, die Pflanzen- oder Sonnenblumenöl enthalten wie z.B. Margarine und Knabbergebäck. Diese Lebensmittel machen die positiven Wirkungen von Fischölen zunichte. Wurstwaren, Pasteten und fetter Käse enthalten überdurchschnittlich viel Arachidonsäure. Diese Omega-6-Fettsäure fördert intensiv Entzündungsvorgänge.

Im akuten Schub ist die Verträglichkeit für Laktose und Zucker ganz allgemein herabgesetzt. In den ersten vier Wochen waren schon kleine Mengen an Milch (weniger als 100 ml täglich) und geringe Mengen an Süßigkeiten für mich problematisch. Worauf diese Lebensmittel vorübergehend eliminiert wurden, bis auf ein Stück dunkle Schokolade täglich mit 70 % Kakao-Gehalt. Auch wenn die Verträglichkeit für Milch und Süßes nach und nach besser wird, sollte ein hoher Konsum vermieden werden. Sowohl Milch- als auch Haushaltszucker erhöhen die Durchlässigkeit der Darmwand, was den Stuhlgang negativ beeinflussen kann. Dadurch gelangen Toxine aus dem Darminneren leichter ins Blut.

Scharfe Gewürze sind im akuten Schub ein Tabu und sollten danach nur sehr vorsichtig dosiert werden. Das gilt auch für Pfeffer. Kaffee wirkt ebenfalls reizend. Ich trinke fast keinen Kaffee. Grüner Tee ist eine Wohltat für den kranken Darm. Essen Sie, wenn es Ihnen wieder etwas besser geht nach und nach ballaststoffreicher. Aber meiden Sie alles, was zu viele Körner hat. Die Körner wirken wie *Messerchen*, die die Darmwand *anritzen* und so einen Entzündungsreiz auslösen. Das heißt Vollwertbrot ja, Vollkornbrot nein. Obst und Gemüse wie Beeren, Tomaten, Gurken etc. sollten Sie meiden bzw. entkernen, wenn es möglich ist.

IV Boswellia serrata: 3000 Jahre fernöstliche Weisheit oder 40 Jahre konventionelle Medizin

Boswellia serrata – indischer Weihrauch – ist seit über 3000 Jahren ein wesentlicher Bestandteil der indischen Naturheilheilkunde (Ayurveda). Seit einiger Zeit gibt es einen patentierten aber durchaus preiswerten Boswellia serrata Extrakt mit dem Namen 5-Loxin®. Es enthält den Hauptwirkstoff von Boswellia serrata in einer Konzentration von 30 statt ca. 3 %. Man muss durch die Einnahme des 5-Loxin nicht so viele Boswellia serrata Kapseln einnehmen.

Boswellia serrata lässt sich bei vielen chronisch-entzündlichen Erkrankungen wie z.B. **Arthritis, Rheuma, Multipler Sklerose, Morbus Crohn und Colitis Ulcerosa** einsetzen. Boswellia serrata wirkt außerdem besonders gut gegen Prostatakrebs (Siddiqui 2011). Er hemmt die so genannte Angiogenese. Darunter versteht man die Bildung tumoreigener Blutgefäße zur Nährstoffversorgung. Boswellia serrata ist bei der Behandlung des Morbus Crohn deshalb so enorm wichtig, weil er sehr schnell wirkt. Schnell heißt hier, dass Sie innerhalb einer Woche einen Wirkungseintritt verspüren.

Von allen in diesem Buch aufgeführten Maßnahmen und Substanzen profitieren Sie in der akuten Phase vor allem von **Boswellia serrata, Vitamin A, Dimethylsulfoxid** und noch mehr von **Möhrensuppe**. Sie bekommen Ihre Bauchkrämpfe und blutigen Durchfälle innerhalb von Tagen in den Griff. Die anderen Substanzen benötigen einige Wochen bzw. Monate bis zum Wirkungseintritt bzw. – maximum. In den ersten dreieinhalb Wochen hatte ich 2,4 g Boswellia serrata täglich eingenommen. Zu dieser Zeit bekam ich nach dem Abendessen für eine halbe Stunde etwa einige schmerzhafte Bauchkrampfattacken. Ich erhöhte die Dosis auf 3,6 g täglich. Am Abend desselben Tages waren die Bauchkrämpfe schon merklich schwächer. Am nächsten Tag waren sie verschwunden.Es gibt kaum Untersuchungen zu Morbus Crohn und Boswellia serrata, deshalb werde ich meine „Beweisführung" über einen Umweg vollziehen.

Da es zu den Themen Rheuma/Arthritis und Boswellia serrata mehr Literatur gibt, werden hier Untersuchungen zu diesen Krankheiten herangezogen. Das ist zulässig, da die Entzündungsvorgänge bei Rheuma und Arthritis weitgehend identisch sind mit denen bei Morbus Crohn und Colitis Ulcerosa. Außerdem ist der antientzündliche Wirkmechanismus von Boswellia serrata immer gleich, egal ob jemand nun Rheuma, Multiple Sklerose oder Morbus Crohn hat. Eine Behandlung des Themas Arthritis ist auch deshalb sinnvoll, da sie eine begleitende Erkrankung des Morbus Crohn sein kann. Es gibt nicht wenige Patienten, die dauerhaft Medikamente gegen Arthritis einnehmen müssen, obwohl im Darm scheinbar alles o.k. ist. Während des aktuellen Schubs hatte ich auch heftige Arthritisschmerzen, die aber dank Boswellia serrata schnell deutlich gelindert werden konnten. Sie verschwanden nicht vollständig, auch nicht mit einer Dosis von 4,8 g täglich.

Daraufhin erhöhte ich meine Dosis an Omega-3-Fettsäuren auf mindestens 4,5 g täglich. Und siehe da, die kombinierte Wirkung beider natürlicher Wirkstoffe beseitigte meine Crohn-Arthritis. Omega-3-Fettsäuren und Boswellia serrata wirken höchstwahrscheinlich synergistisch. Die Biochemie beider Substanzen spricht eindeutig dafür. Am Ende des Kapitels wird der Wirkmechanismus gesondert behandelt. Es ist allen Patienten mit chronisch-entzündlichen Erkrankungen nur zu empfehlen beide Nährstoffe einzunehmen. Die deutliche Reduktion nebenwirkungsreicher Medikamente ist fast schon garantiert.

Boswellia serrata/5-Loxin® kurz und bündig!

- Boswellia serrata wirkt entzündungshemmend
- Boswellia serrata wirkt beim Morbus Crohn besonders gut gegen schmerzhafte Bauchkrämpfe
- Boswellia serrata wirkt gegen Arthritisschmerzen und verhindert den Knorpelabbau
- Boswellia serrata ist genauso wirksam wie Mesalazin bzw. Sulfasalazin bei gleichzeitig vernachlässigbaren Nebenwirkungen
- Boswellia serrata ist wirkungsgleich mit *modernen* Arthritismedikamenten (COX2-Inhibitoren)
- Boswellia serrata senkt den Kortisonbedarf

Am besten kombinieren Sie Boswellia serrata mit Omega-3-Fettsäuren, um eine maximale Wirkung zu erzielen. Die Dosierungen betragen je nach Krankheit und Schwere ca. 1 – 5 g Boswellia serrata bzw. 100-400 mg 5-Loxin® sowie mindestens 4,5 g Omega-3-Fettsäuren täglich.

Fachinformationen

Um Ihnen die Wirksamkeit von Boswellia serrata bei chronisch-entzündlichen Prozessen zu verdeutlichen, enthält dieses Kapitel eine tabellarische Übersicht von Studien. Einige der aufgeführten Studien werden im Anschluss ausführlicher vorgestellt.

Studie	Jahr	Patientenzahl	Krankheit
Gupta et al.	1997	?	CU
Gupta et al.	1998	80	A
Gerhardt et al.	2001	83	MC
Gupta et al.	2001	30	CU
Kimmatkar	2003	30	OA
Sontakke et al.	2007	66	OA
Sengupta al.	2008	75	OA
Holtmeier	2011	108	MC

Wissenschaftliche Untersuchungen zur Wirkung von Boswellia serrata bei chronisch-entzündlichen Erkrankungen

Dosierung je Tag	Dauer	Hauptergebnisse
BS 1,05 g	6 Wochen	BS genauso wirksam wie Sulfasalazin
BS 0,9 g	6 Wochen	70 % der BS-Patienten zeigten Symptomverbesserung vs. 27% in Placebo-Gruppe
3,6 g	8 Wochen	BS genauso wirksam wie Mesalazin, aber keine Nebenwirkungen
BS 0,9 g	6 Wochen	BS-Patienten 70% Remission vs. 40% Sulfasalazin
BS 1 g	8 Wochen	Signifikante Verbesserung bei Schmerz, Schwellung und Beweglichkeit
BS 1 g	6 Monate	BS nach 2 Monaten gleichwertig mit COX2-Inhibitor
100/250 mg *5-Loxin®	3 Monate	Deutliche Reduktion von Schmerz und Knorpelabbau
2,4 g BS	12 Monate	Remissionsrate identisch mit Placebo-Gruppe

Erläuterungen: BS = Boswellia serrata; MC = Morbus Crohn; CU = Colitis Ulcerosa; OA = Osteoarthritis, A = Asthma; 5-Loxin® = angereichertes BS-Extrakt

In der **Studie von Gerhardt (2001)** ging es darum, die Gleichwertigkeit von Boswellia serrata und dem Standardmedikament Mesalazin zu untersuchen. Nach acht Wochen Therapie mit 3,6 g Boswellia serrata gelang es, 36 % der Patienten in Remission zu bringen. In der anderen Gruppe erreichten unter 4,5 g Mesalazin täglich 31 % der Patienten die Remission. Dieser Unterschied war statistisch nicht signifikant. Das bedeutet, dass Boswellia serrata genauso wirksam ist wie Mesalazin. Angesichts der Tatsache, dass in der Boswellia-Gruppe keine Nebenwirkungen auftraten, in der Mesalazin-Gruppe jedoch bei 10 % der Patienten, lässt sich sagen, dass Boswellia serrata dem Medikament überlegen ist. Außerdem wurden ja 3,6 g Boswellia serrata mit 4,5 g Mesalazin verglichen. Wie wäre das Ergebnis ausgefallen, hätte man ebenfalls 4,5 g Boswellia serrata eingenommen?

Hinter Boswellia serrata stehen über 3000 Jahre fernöstliche Weisheit. Dem 5-Aminosalicylat – Wirkstoff im Mesalazin – liegen lediglich knapp 40 Jahre Erfahrung zu Grunde. Worauf werden Sie sich in Zukunft verlassen? 3.000 Jahre fernöstliche Weisheit oder 40 Jahre konventionelle Medizin?

In den **Studien von Gupta (1997/2001)** wurde die Wirksamkeit von Boswellia serrata mit Sulfasalazin – vergleichbar mit Mesalazin – bei Colitis Ulcerosa verglichen.

In der ersten Untersuchung erhielten die Patienten entweder dreimal 350 mg Boswellia serrata oder dreimal 1 g Sulfasalazin täglich sechs Wochen lang. In der Boswellia-Gruppe erreichten 82 % und in der Sulfasalazin-Gruppe 75 % eine Remission. Der Unterschied war statistisch nicht signifikant, was bedeutet, dass Boswellia serrata genauso wirksam ist wie Sulfasalazin. Die verwendete Dosis an Boswellia serrata ist meiner Meinung nach ausgesprochen gering. Bei gleichen Mengen wäre davon auszugehen, dass Boswellia serrata dem Sulfasalazin sogar überlegen ist. Die Nebenwirkungen des Naturproduktes sind praktisch vernachlässigbar und deutlich geringer als die der Standardmedikamente. Ich habe bis zu 4,8 g Boswellia serrata täglich eingenommen.

Von Nebenwirkungen keine Spur. In der zweiten Studie wurden 30 Patienten untersucht, 20 erhielten Boswellia serrata. Es wurde die Wirksamkeit von dreimal 300 mg Boswellia serrata gegen dreimal 1 g Sulfasalazin täglich getestet. Der Therapieerfolg unter Boswellia serrata war mit einer Remissionsrate von 70 % und gleichzeitig minimalen Nebenwirkungen gegenüber 40 % in der Sulfasalazin-Gruppe merklich größer.

In der **Studie von Sengupta (2008)** wurden 75 Patienten mit einer Osteoarthritis der Kniegelenke in drei Gruppen eingeteilt:

I Placebo

II 100 mg 5-Loxin®

III 250 mg 5-Loxin® täglich

5-Loxin® ist ein patentierter, speziell angereicherter Boswellia serrata Extrakt. In allen sechs erhobenen Krankheitsparametern ergaben sich für beide Dosierungen hoch signifikante Verbesserungen im Vergleich zur Placebo-Gruppe. Untersucht wurden u.a. Steifigkeit, Schmerz sowie die Konzentration eines Enzyms in der Gelenkflüssigkeit. Das hier untersuchte Enzym (Metalloproteinase) beschleunigt den Abbau der so wichtigen Knorpelsubstanz. 5-Loxin® konnte die Konzentration des Enzyms bei 100 mg um 31,4 % bzw. bei 250 mg täglich um 46,4 % gegenüber der Placebo-Gruppe reduzieren. Sehr überzeugend! Die Nebenwirkungen waren bei 100 mg täglich sogar geringer als in der Placebo-Gruppe. Bei 250 mg täglich waren sie genauso gering.

Ein weiterer sehr wichtiger Aspekt, der in dieser Studie dokumentiert wurde, war der sehr schnelle Wirkungseintritt durch die hohe Dosis. Nach einer Woche konnte der angereicherte Naturextrakt schon eine signifikante Schmerzreduktion sowie funktionelle Verbesserung in den Knien herbeiführen.

In der **Studie von Holtmeier (2011)** gab es in der Boswellia-Gruppe keine geringere Rückfallquote oder längere Remissionszeit im Vergleich zur Placebo-Gruppe. Die Autoren schreiben in ihrer Schlussfolgerung:

„Boswellia serrata ist sehr gut verträglich, zeigt aber gegenüber Placebo keine Überlegenheit."

Diese Schlussfolgerung ist unzulässig.

Zulässig wäre: Boswellia serrata ist in einer Dosierung von 2,4 g täglich einem Placebo nicht überlegen. Zwischen diesen beiden Aussagen liegen Welten. Gerhardt verwendete in seiner Untersuchung 3,6 g Boswellia serrata täglich. Meine Erfahrung war, dass 2,4 g täglich kaum geholfen haben. Die Erhöhung der Dosis auf 3,6 g führte zu einer schnellen Besserung. Solche Studien können am Fließband produziert werden. Als Ergebnis erhält man wie so oft, dass natürliche Substanzen nicht wirken. Lassen Sie sich von solchen Falschaussagen nicht entmutigen. Ich kann nur sagen Boswellia serrata wirkt hervorragend.

So wirkt Boswellia serrata

Die Hauptwirkung von Boswellia serrata erfolgt über die Hemmung des Enzyms 5-Lipoxygenase (5-LO). Über dieses Schlüsselenzym im Fettsäurestoffwechsel wird die gesamte Entzündungskaskade eingeleitet. Der Name des speziell angereicherten Boswellia Extraktes 5-Loxin® wird somit auch nachvollziehbar. Es gibt viele natürliche Hemmstoffe der 5-LO, so z.B. Vitamin E, Polyphenole aus Olivenöl u.a.m. Sie sind jedoch nicht annähernd so effektiv wie Boswellia serrata. Der indische Weihrauch ist ein Stoffgemisch aus verschiedenen Boswelliasäuren, die wiederum unterschiedlich stark die 5-LO hemmen. Die Hauptkomponente ist 3-Acetyl-11-keto-beta-Boswelliasäure (AKBA). Dieses Namensungetüm dürfen Sie aber auch getrost wieder vergessen. Im 5-Loxin® befinden sich 30 % AKBA, im Naturprodukt oft nur 2-4 %.

Wird die 5-LO effektiv gehemmt, so entsteht weniger Leukotrien B_4 (LTB_4) in bestimmten weißen Blutzellen, den Neutrophilen. LTB_4 ist eine chemotaktische Substanz, d.h. Neutrophile werden reichlich ins Entzündungsgebiet „gelockt". Dort verstärken die Neutrophile das Entzündungsgeschehen, in dem sie u.a. mittels der Produktion von Hydroxylradikalen versuchen alles, was fremd erscheint, zu vernichten. Eine sehr unpräzise Strategie, die dann oft auch mehr schadet, als sie nutzt. Die Produktion von LTB_4 kann weiter durch hohe Dosen Omega-3-Fettsäuren reduziert werden. Die Omega-3-Fettsäuren agieren ebenfalls über die 5-LO. Es entsteht anstatt LTB_4 das chemotaktisch deutlich weniger aktive LTB_5.

V Probiotika: Gesundheit aus Soldatenkot

Unter Probiotika versteht man gesundheitsfördernde Darmbakterien bzw. Hefen. Die bei Morbus Crohn verwendeten Probiotika sind üblicherweise das Bakterium Escheria Coli Nissle 1917 (Mutaflor®) und die Hefe Saccharomyces boulardii (afterbiotic®).

Während des ersten Weltkrieges auf dem Balkan im Jahr 1917 machte der Arzt Professor Alfred Nissle eine interessante Entdeckung. Aufgrund der mangelhaften hygienischen Situation hatten die Soldaten sehr häufig Durchfälle. Ein Soldat blieb allerdings verschont. Nissle vermutete, dass dieser Soldat einen natürlichen Schutzfaktor in seinem Darm trug. Er untersuchte daraufhin den Kot des Soldaten und stellte eine geeignete Bakterienkultur her. Die Einnahme dieser Bakterien sorgte dafür, dass der Durchfall unter den Soldaten weitgehend ausblieb. Das spezifische Escheria Coli Bakterium bekam zu Ehren Nissles den Namen E.Coli Nissle 1917.

Bedenkt man, dass Morbus Crohn eine bakterielle Erkrankung ist, die als Folge eines Immundefektes im Darm entsteht, so ist es plausibel, dass Probiotika hilfreich sein müssten. Nach dem Prinzip: Die guten Bakterien verdrängen die Schlechten. So dass die schlechten Bakterien sich nicht mehr – oder zumindest deutlich weniger – an die Darmwand heften können, um dort die Entzündung auszulösen. Nun ist das mit der Plausibilität so eine Sache. Sie ist wichtig, um daraus Hypothesen zu entwickeln, die wissenschaftlich überprüft werden können. Sie selbst ist natürlich kein wissenschaftlicher Beweis.

So ging es in der Vergangenheit Ärzten und Naturheilpraktikern, die bei verschiedensten Erkrankungen Probiotika eingesetzt haben, ohne dass es einen wissenschaftlichen Beweis gab.

Die Einsatzgebiete umfassten dabei viel mehr als nur Morbus Crohn oder Colitis Ulcerosa, so z.B. auch chronische Infekte, Arthritis, Reizdarm, Neurodermitis, Psoriasis u.a.m. Es gab auch schon frühzeitig Hinweise auf die positive Wirkung von Veterinärmedizinern und ökologisch orientierten Landwirten. Sie alle haben erfolgreich Probiotika und eben nicht Antibiotika eingesetzt. Die belächelten Therapeuten von damals, so wissen wir heute, lagen richtig und sie haben auch vernünftig und verantwortungsvoll gehandelt. Man kann nicht von einem Therapeuten erwarten, dass er eine Studie macht. Die Studien müssen diejenigen machen, die an den entsprechenden Hebeln sitzen. Wenn ein Therapeut durch vielfältige Erfahrung aus seiner Praxis zu dem Ergebnis gekommen ist, dass Probiotika bei verschiedensten Erkrankungen wirken und er gleichzeitig von der Sicherheit der Präparate überzeugt ist, muss er auch ohne wissenschaftlichen Beweis, der vielleicht erst Jahre oder Jahrzehnte später kommt, die Probiotika verabreichen.

Wir machen in unserem Leben auch vieles ohne wissenschaftlichen Beweis, aufgrund von Erfahrung, Beobachtung und Ausprobieren. Das Wissen beispielsweise um die Verträglichkeit bestimmter Pflanzen ist nicht das Resultat von wissenschaftlichen Studien, sondern schlichtweg Erfahrung. So macht es die Menschheit seit Hunderttausend Jahren. Prinzip von Versuch und Irrtum. Das bedeutet nicht, dass wir keine wissenschaftlichen Beweise brauchen, aber manchmal kann man eben nicht so lange warten. Gut, dass die Therapeuten von damals nicht gewartet haben.

Vor über 20 Jahren hatte ich das Glück einen der wenigen Ärzte zu finden, der bereit war, mir Probiotika zu verschreiben. Dies war der erste Schritt raus aus der Sackgasse. Probiotika sind unabdingbar bei der Therapie von Morbus Crohn und Colitis Ulcerosa. Der Wirkungseintritt ist eher langsam. Die maximale Wirkung der hier aufgeführten Probiotika E. Coli Nissle 1917 und Saccharomyces boulardii tritt erst nach etwa drei bis sechs Monaten ein. Ein statistisch signifikanter Wirkungseintritt gegenüber Placebo liegt bei etwa zwei Monaten. Wobei sich einzelne Symptome durchaus schon nach zwei Wochen gebessert haben können.

Probiotika kurz und bündig!

- Probiotika wirken antientzündlich auf die Darmschleimhaut
- Probiotika bringen die Darmflora wieder in ein immunologisches Gleichgewicht
- Probiotika wirken mit Vitamin D, Omega-3-Fettsäuren und DHEA wirkungsverstärkend
- Probiotika reduzieren Durchfälle und Bauchschmerzen
- Probiotika reduzieren den Medikamentenbedarf
- Probiotika verlängern den beschwerdefreien Zeitraum

Die Dosierung muss bei E. Coli Nissle 1917 unbedingt einschleichend beginnen. Laut Hersteller Angaben beträgt die Dosierung eine Kapsel vom 1. – 4. Tag und dann täglich zwei Kapseln. Dies führte bei mir, als ich vor Jahren Mutaflor® in mein Gesundheitsprogramm aufnahm zu Durchfall und Flatulenz. Ich nehme deshalb als Kur vorbeugend während der Remission eine Kapsel vom 1. – 6. Tag, dann 1,5 Kapseln (abwechselnd ein bzw. zwei Kapseln) vom 7. – 14. Tag und ab dem 15. Tag zwei Kapseln. Beim vorliegenden Schub konnte ich die maximale Dosis allerdings erst nach fünf Wochen nehmen. Saccharomyces boulardii müssen Sie nicht einschleichend einnehmen.

Kombinieren Sie die Probiotika E. Coli Nissle 1917 (Mutaflor®) und Saccharomyces boulardii (afterbiotic®), um eine maximale Wirkung zu erzielen. Die Dosierungen betragen zwei Kapseln Mutaflor® bzw. 1 g afterbiotic® täglich. Die Probiotika sind leider recht teuer. Die Tageskosten für 1 g S. boulardii bzw. Mutaflor betragen etwa 1.30 € und 1.60 € pro Tag wenn Sie das Präparat über das Internet bestellen. In der Apotheke vor Ort zahlen Sie nochmal 25 % mehr. In der Remissionserhaltung bei Colitis Ulcerosa wird Mutaflor® mittlerweile von vielen Krankenkassen anerkannt, so dass Sie gute Chancen haben, nicht auf den Kosten sitzen zu bleiben.

Fachinformationen

Die folgende tabellarische Übersicht der Studien veranschaulicht Ihnen die Wirksamkeit von Probiotika bei chronisch-entzündlichen Darmerkrankungen. Einige der aufgeführten Studien werden im Anschluss ausführlicher vorgestellt.

Leider gibt es keine Studien, die Probiotika kombiniert haben. Es ist aber anzunehmen, dass synergistische Effekte auftreten, deshalb nehme ich sowohl Saccharomyces boulardii 1 g und zwei Mutaflor® Kapseln täglich. Oder anders ausgedrückt: Ich werde nicht zehn Jahre warten bis es die erste Studie dazu gibt, wenn ich schon heute von positiven Wirkungen profitieren kann.

Wissenschaftliche Untersuchungen zur Wirkung ausgewählter Probiotika bei Morbus Crohn (MC) und Colitis Ulcerosa (CU)

Studie	Jahr	Patienten-zahl	Krankheit
Plein u. Hotz	1993	20	MC
Kruis et al.	1997	120	CU
Malchow	1997	36	MC
Rembacken et al.	1999	120	CU
Guslandi et al.	2000	32	MC
Kruis et al.	2004	327	CU

Probiotikum	Dauer	Hauptergebnisse
S.boulardii	10 Wochen	Reduktion der Krankheitsaktivität, weniger Durchfälle
E.Coli Nissle 1917	12 Wochen	Remissionserhaltung
E.Coli Nissle 1917	12 Monate	33,3 % Rückfallrate vs.63,6 % in der Placebo-Gruppe; Reduktion von Kortison
E.Coli Nissle 1917	12 Monate	Remissionserhaltung
S.boulardii	6 Monate	Remissionserhaltung bei MC
E.Coli Nissle 1917	12 Monate	Remissionserhaltung

Studie von Guslandi 2000: In dieser Studie erhielt die eine Hälfte der Patienten täglich dreimal 1 g Mesalamin. Das ist ein Standardmedikament für die Rezidivprophylaxe bei Morbus Crohn. Die andere Hälfte erhielt 2 g des Medikaments und 1 g S. boulardii täglich. Die Ergebnisse sind beeindruckend. In der Gruppe, die ausschließlich das Standardmedikament erhielt, betrug die Rückfallrate nach sechs Monaten 37,5 %. In der Gruppe, die auch das Probiotikum bekam, lag dieser Wert bei 6,25 %. Solch niedrige Rückfallraten erreichen Sie auch nicht mit Kortison. Die Mehrzahl der Ärzte und Krankenkassen hat den Namen Saccharomyces boulardii niemals gehört. Sie müssen das Probiotikum deshalb selbst bezahlen.

Studie von Kruis 2004: In dieser vergleichsweise großen Studie wurde die Wirkung des Probiotikums Mutaflor® mit der des Standardmedikaments Mesalazin bei Colitis Ulcerosa verglichen. Die Patienten bekamen entweder zwei Kapseln des Probiotikums oder dreimal täglich 500 mg des Medikaments. In der zwölf Monate dauernden Studie betrug die Rückfallrate in der Mesalazin-Gruppe 33,9 % und in der Mutaflor®-Gruppe 36,4 %. Dieser Unterschied ist statistisch nicht signifikant. Das heißt beide Wirkstoffe sind gleichwertig. Das Probiotikum hat allerdings langfristig betrachtet weniger Nebenwirkungen.

Zum Mesalazin bemerkten die Autoren der Studie:

„Eine Dosis-Wirkungsbeziehung jenseits von 1500 mg täglich ist durch bestehende Studien nicht abgesichert.“

Häufig werden jedoch höhere Dosen für die Remissionserhaltung bei Colitis Ulcerosa empfohlen, was den Patienten und den Krankenkassen schadet.

Studie von Malchow 1997: In der ein Jahr dauernden Studie wurde die Wirkung von zwei Kapseln Mutaflor® täglich mit einem Placebo verglichen. Die Rückfallrate betrug in der Placebo-Gruppe 63,6 % vs. 33,3 % in der Mutaflor®-Gruppe. Damit ist Mutaflor® dem Placebo deutlich überlegen. Rückfallraten in der Größenordnung von einem Drittel nach einem Jahr sind auch für das Standardmedikament Mesalazin üblich. So dass hier meiner Meinung nach eine gleichwertige Wirkung zu vermuten ist. Im Vergleich zu Placebo konnte die Kortisondosis deutlich gesenkt werden. Im Durchschnitt sank sie von 9 mg täglich auf null nach sechs Monaten in der Mutaflor®-Gruppe. Sie blieb auch bis zum Ende der Studie bei 0 mg täglich. In der Placebo-Gruppe sank die Kortisondosis von 9 mg auf durchschnittlich etwa 4 mg nach vier Monaten und blieb bei diesem Wert in etwa bis zum Ende der Studie.

So wirkt Escheria Coli Nissle 1917

Bei Entzündungsvorgängen spielen immunologische Botenstoffe eine wichtige Rolle. Sie werden wissenschaftlich Zytokine genannt. Es gibt zwei Gruppen von Zytokinen. Antientzündliche und entzündungsfördernde Zytokine. E. Coli Nissle 1917 ist in der Lage die entzündungsfördernden Zytokine zu reduzieren und die Antientzündlichen zu erhöhen. An menschlichen Zellen konnte gezeigt werden (Helwig 2006), dass E. Coli Nissle 1917 das antientzündliche Zytokin Interleukin 10 (IL-10) erhöht. Das ist ein entscheidender Grund dafür, dass dieser Bakterienstamm bei Morbus Crohn und Colitis Ulcerosa wirkt. IL-10 wird auch von Vitamin D (Raman 2011) und DHEA erhöht. Synergistische Effekte dieser drei Substanzen sind somit naheliegend. Im Mausmodell (Schultz 2004) konnte gezeigt werden, dass das Probiotikum verschiedene entzündungsfördernde Zytokine reduziert. Darunter befindet sich das für Entzündungsvorgänge besonders wichtige Interleukin 6.

Morbus Crohn ist, wie man mittlerweile weiß keine Autoimmunerkrankung, sondern eine bakterielle Erkrankung, die die Folge eines angeborenen Immundefektes im Darm ist. Das Darmepithel bildet bei Gesunden bestimmte Peptide (Defensine), die antibiotisch wirken. Bei Patienten mit Morbus Crohn ist die Defensinproduktion in der Darmschleimhaut gestört, so dass sich ein fest sitzender Bakterienfilm auf der Darmwand ausbildet. Dadurch kommt es zur Entzündung. E. Coli Nissle 1917 kann nachweislich die Defensinproduktion verbessern, so dass auch dieser Mechanismus zur Entzündungshemmung beiträgt.

Ein weiterer Wirkmechanismus ist der Schutz vor pathogenen E. Coli Stämmen. Es konnte an menschlichen Darmepithelzellen gezeigt werden (Boudeau 2003), dass E.Coli Nissle 1917 sowohl die Invasion von pathogenen E. Coli Stämmen sowie die nachfolgende Andockung an die Darmwand stark unterdrückt. Die Invasion ging je nach Bakterienstamm um 62 – 96 % zurück, wenn die Darmzellen mit E. Coli Nissle 1917 vorbehandelt wurden. Wurden die Darmzellen gleichzeitig dem Probiotikum und den pathogenen Stämmen ausgesetzt, war die Invasionshemmung erwartungsgemäß geringer (30 – 87 %). Die Hemmung der Andockung konnte bei Vorbehandlung um 93 bis fast 100 % bzw. bei gleichzeitiger Infektion um 70 bis fast 100 % gesenkt werden. Ich gehe davon aus, dass E. Coli Nissle 1917 mit Möhrensuppe zusammen synergistisch wirkt, die ja ebenfalls verhindert, dass sich Bakterien an die Darmwand heften.

VI Vitamin D: Je mehr desto besser!

Vitamin D ist in den letzten acht Jahren zum Star unter den Vitaminen geworden. Ob verschiedene Krebsarten, Multiple Sklerose, Hauterkrankungen, Herzinfarkte oder Morbus Crohn- Vitamin D spielt hierbei eine zentrale Rolle. Und wie die Forschungsergebnisse der letzten Jahre zeigen: Wir alle brauchen viel mehr Vitamin D als wir dachten. Ich bin da keine Ausnahme.

Im September 2012, also am Ende des Sommers, wo der Vitaminspiegel recht hoch sein sollte, hatte ich zum ersten Mal mein Vitamin D-Serumwert messen lassen. Zu diesem Zeitpunkt hielt ich mich viel im Freien auf (70 – 80 km Jogging pro Woche), aß viel fetten Seefisch und supplementierte ca. 1000 I.E. Vitamin D pro Tag. Ich ging zumindest davon aus, dass ich keinen ausgeprägten Mangel haben würde. Irrtum! Messwerte lügen nicht. 11.6 Nanogramm pro Milliliter (ng/ml). Das ist grottenschlecht. Dieses Ergebnis lag aber nicht an meiner Lebensweise, sondern ganz offensichtlich an Aufnahme- und Verwertungsstörungen welcher Art auch immer.

Es ist mittlerweile auch bekannt, dass bei Morbus Crohn- Patienten der Vitamin D-Rezeptor defekt ist. Das Vitamin D bindet viel schwächer an den Rezeptor als dies bei Gesunden der Fall ist. Um diesen Gendefekt zu kompensieren, müssen sehr hohe Vitamin D-Mengen supplementiert werden. Nach vier monatiger Einnahme von 4000 I.E. täglich ergaben erneute Messungen 30,1 bzw. 27,8 ng/ml. Das war immer noch zu wenig, daher habe ich die Dosis auf 10.000 I.E. täglich erhöht. Neue Messung nach zwei Monaten: 61,1 ng/ml. Diese Dosis nehme ich das ganze Jahr über ohne Ausnahme! Im Rahmen meiner Recherchen zu diesem Buch bin ich jedoch zu dem (vorläufigen) Ergebnis gekommen, dass Serumwerte von 80 – 90 ng/ml für mich optimal sind. Das entspricht einer dauerhaften Einnahme von 20.000 I.E. täglich. Im Sommer kann auf ca. 15.000 I.E. reduziert werden. Meine letzte Messung ergab einen Wert von 75,5 ng/ml bei einer Einnahme von 100.000 IE. pro Woche.

Toxizitätserscheinungen sind erst bei 50.000 I.E. täglich (Murray 2008), einem Serumwert von 150 ng/ml (Holick 2007) bzw. 200 ng/ml (Garland 2011) zu erwarten. Das bedeutet, dass Dosierungen von 20.000-40.000 I.E. täglich als sicher einzustufen sind.

In Deutschland gilt man als gesund, wenn der Vitamin D- Serumwert über 20 ng/ml liegt. Man muss die Grenzwerte nur niedrig genug halten, bis man eine 100-prozentig gesunde Bevölkerung hat. Nach neuen Erkenntnissen sollte er über 30 ng/ml und für eine vernünftige Brust- und Darmkrebsprophylaxe über 38 ng/ml liegen (Garland 2009). Optimale Krebsprävention liegt möglicherweise erst vor, wenn der Serumwert bei 60-80 ng/ml liegt (Garland 2011). Bei Morbus Crohn ist ein Wert von mindestens 40 ng/ml (Yang 2013) nötig. Um über ein gewisses Sicherheitspolster zu verfügen, wäre meiner Meinung nach ein Wert von 55-65 ng/ml erstrebenswert. Normalerweise müsste man der gesamten Bevölkerung zusätzliches Vitamin D (und eigentlich auch noch viele andere Vitamine) empfehlen. Die meisten Menschen werden 2000 I.E. oder mehr täglich benötigen. Viele sogar ganzjährig. Im Sommer sinkt der Bedarf etwas. Diese Empfehlung wird es von offizieller Seite auf absehbare Zeit nicht geben. Warum nicht? (siehe *Standpunkt* am Kapitelende).

Vitamin D kurz und bündig!

- Vitamin D wirkt antientzündlich und immunmodulatorisch

- Vitamin D, DHEA und E. Coli Nissle 1917 sind an der Produktion des gleichen antientzündlichen Botenstoffes beteiligt und potenzieren somit gegenseitig ihre Wirkung

- Morbus Crohn-Patienten besitzen defekte Vitamin D-Rezeptoren und benötigen somit hohe Vitamin D-Dosierungen.

- Vitamin D-Mangel bedingt eindeutig eine erhöhte Krankheitsaktivität bei Morbus Crohn

- Tierexperimente liefern zweifelsfreie Belege dafür, dass Vitamin D-Mangel Darmentzündungen auslöst und dass hohe Vitamin D-Gaben sowohl vorbeugend als auch heilend wirken.

Morbus Crohn-Patienten sollten einen Vitamin D-Serumwert von mindestens 40 ng/ml aufweisen. Vitamin D ist eine sehr sichere Substanz. Toxizitätserscheinungen sind erst bei Serumwerten von ca. 150 ng/ml zu erwarten. Deshalb können 20.000-40.000 I.E. Vitamin D täglich als sicher eingestuft werden.

Fachinformationen

Die Datenlage Morbus Crohn/Colitis Ulcerosa und Vitamin D ist leider nicht so umfangreich wie bei Probiotika und Fischöl. Aber wir stehen nicht mit leeren Händen da. Dass Vitamin D-Mangel das Krebsrisiko erhöht, gilt unter Fachleuten und gut informierten Bürgern mittlerweile als weitgehend akzeptiert. So dass alleine aus diesem Grund die Vitamin D-Einnahme zu empfehlen ist. Es wird auch immer wieder diskutiert, ob Morbus Crohn-Patienten ein erhöhtes Darmkrebsrisiko haben. Bei einer permanenten, lebenslangen Entzündung ist das absolut denkbar. Selbst wenn eine „perfekte" Remission vorliegt, wird man histologisch „Mini-Entzündungsherde" nachweisen können.

In Bezug auf Morbus Crohn müssen wir uns auf Tier- und Zellexperimente sowie kleinere Studien beschränken. Die Ergebnisse sind aber in einem gewissen Umfang durchaus auf den Menschen übertragbar. Angesichts des hohen Sicherheitspotentials und der biologisch-biochemischen Fakten kann ich jedem Morbus Crohn-Patient und auch allen Gesunden nur empfehlen, optimale Vitamin D-Mengen einzunehmen. Den Ratschlag, man müsse erst auf noch mehr Daten und Studien warten, würde ich nicht befolgen. Das kann Jahre oder Jahrzehnte dauern. Die Bedeutung des antientzündlichen Botenstoffes Interleukin 10 (IL-10) bei Morbus Crohn oder Colitis Ulcerosa wird durch Tierexperimente eindrucksvoll veranschaulicht **(Raman 2011)**.

Es gibt so genannte **IL-10 K.O. Mäuse**. Labormäuse, die genetisch so verändert wurden, dass sie kein IL-10 mehr produzieren. Es ist zu erwarten, dass solche Mäuse vermehrt anfällig für chronische Entzündungen sind. Dem ist auch so. Solche Mäuse entwickeln spontan Morbus Crohn ähnliche Darmentzündungen, die durch einen Vitamin D-Mangel noch verstärkt werden. Normale Mäuse mit Vitamin D-Mangel entwickeln keine Darmentzündung. Verabreicht man aber den IL-10 K.O. Mäusen reichlich Vitamin D, so entwickeln sie ebenfalls keine Darmentzündung. Tatsächlich werden bereits bestehende Darmentzündungen sogar gelindert und ihr Voranschreiten verhindert. Vitamin D wirkt also präventiv und kurativ. Diese Ergebnisse, so schreiben die Autoren, seien ein starker Beweis für die antientzündliche und immunmodulierende Wirkung von Vitamin D bei chronisch-entzündlichen Darmerkrankungen. Neben Tierexperimenten gibt es auch einige kleinere Humanstudien zum therapeutischen Nutzen von Vitamin D bei Morbus Crohn. In einer kleinen Pilotstudie mit 18 Patienten wurde untersucht, wie sich die Supplementierung von 5000 I.E. Vitamin D auf den Serumspiegel und die Krankheitsaktivität auswirkt **(Yang 2013).** In Pilotstudien bekommen alle Patienten den Wirkstoff, hier also Vitamin D. Es gibt keine Placebo-Gruppe.

Es wurde ein Serumspiegel von 40 ng/ml angepeilt. Am Ende der 24 Wochen dauernden Studie stieg der Mittelwert des Vitamin D-Serumspiegels von 16 auf 45 ng/ml und die Krankheitsaktivität sank von 230 auf 118 Punkte. Der Mittelwert täuscht jedoch, so hatten sieben Patienten, die 5000 I.E. erhielten, den angestrebten Wert von 40 ng/ml nicht erreicht. Vier Patienten benötigten weniger als 5000 I.E, um einen Serumwert von 40 ng/ml zu erreichen. Daraus ergibt sich nur eine Konsequenz. Messen! Und wenn es nötig ist, muss die Vitamin D-Supplementierung erhöht werden.

In einer dänischen Untersuchung **(Jörgensen 2010)** wurde überprüft, wie sich die Vitamin D-Supplementierung auf die Rückfallrate bei Morbus Crohn auswirkt. Die eine Gruppe erhielt 1200 mg Calcium und die lächerliche Menge von 1200 I.E. Vitamin D täglich und die Placebo-Gruppe nur 1200 mg Calcium. In der Vitamin D-Gruppe (46 Patienten) betrug die Rückfallrate nach einem Jahr 13 % und in der Placebo-Gruppe (48 Patienten) 29 %. Das Ergebnis war aber leider knapp nicht signifikant. Die Wahrscheinlichkeit, dass es sich bei dem Unterschied zur Placebo-Gruppe um ein zufälliges Ergebnis handelte, lag bei 6 %. Nach wissenschaftlichen Standards muss dieser Wert unter 5 % liegen.

Die Autoren empfehlen größere Studien durchzuführen. Ich empfehle größere Vitamin D-Mengen. Das ist billiger und liefert mit hoher Wahrscheinlichkeit signifikante Ergebnisse.

Wir haben in dieser Studie eine ermutigende Tendenz und zugleich ausgesprochen unmutige Wissenschaftler, die ein Jahr wertvolle Zeit vertrödelt haben. Die Wissenschaftler begründen ihre Dosis damit, dass 1200 I.E./Tag zum Zeitpunkt der Studie als hohe Dosis einzustufen war. Das stimmt so nicht. In der Vitamin D-Gruppe betrug der Serumwert im Durchschnitt 38,4 ng/ml. Toxizitätserscheinungen treten erst bei deutlich höheren Werten auf. Das war auch damals schon bekannt. Und noch etwas: Den Forschern läuft die Zeit davon. Größere Studien, so schreiben sie selbst, könnten daran scheitern, dass es zu viele Patienten gibt, die dann schon Vitamin D supplementieren. Der einfache Bürger ist manchmal schneller und cleverer als die Wissenschaft.

Eine sorgfältig durchgeführte Studie (**Ulitsky 2011**) untersuchte an über 500 Patienten mit Morbus Crohn und Colitis Ulcerosa den Zusammenhang zwischen Vitamin D-Serumwert und Lebensqualität bzw., Krankheitsaktivität. Die Patienten wurden in zwei Gruppen unterteilt.

I Vitamin D-Serumwert ≥ 20 ng/ml

II Vitamin D-Serumwert < 20 ng/ml

Das Ergebnis war hochsignifikant. Die Krankheitsaktivität, gemessen mit dem Harvey-Bradshaw-Index bzw. einem vergleichbaren Index für Colitis Ulcerosa, war um 77 % in der Gruppe II höher.

Da in der Untersuchung jedoch hauptsächlich Morbus Crohn – Patienten (403) beteiligt waren, schaute man sich die Ergebnisse noch etwas genauer an. Aufgeteilt nach Krankheiten ergaben sich nur bei Morbus Crohn hochsignifikante Zusammenhänge zwischen erhöhter Krankheitsaktivität/verminderter Lebensqualität und einem Vitamin D-Mangel. Betrachtet man nur die Morbus Crohn-Patienten, so war die mit einem Vitamin D-Mangel assoziierte Krankheitsaktivität sogar um 81 % höher. Dass Vitamin D nur bei Patienten mit Morbus Crohn die Krankheitsaktivität reduziert, lässt sich u.a. wie folgt erklären: Vitamin D unterdrückt die durch Th1 (T-Helferzelle Typ 1) vermittelte Immunantwort. Morbus

Crohn ist eine durch Th1 vermittelte Krankheit. Bei Colitis Ulcerosa wird die Immunantwort durch Th2 vermittelt. Diese Ergebnisse belegen sehr deutlich die Notwendigkeit optimaler Vitamin D-Serumwerte für Morbus Crohn-Patienten.

Hier darf nicht der Trugschluss gezogen werden, dass Colitis Ulcerosa-Patienten keine hohen Vitamin D-Dosierungen benötigen. Sie benötigen ebenfalls zusätzliches Vitamin D. Die Begründung ist nur etwas anders. Für Colitis Ulcerosa und Morbus Crohn-Patienten sind Vitamin D und Calcium ganz besonders wichtig zur Osteoporose Vorbeugung, da die Patienten häufig lange und mit hohen Kortisondosen behandelt werden. Ganz allgemein gilt für alle Gesunden und für Patienten mit Darmerkrankungen im Besonderen, dass zusätzliches und hochdosiertes Vitamin D zur Darmkrebsvorbeugung eingenommen werden sollte.

So wirkt Vitamin D

Vitamin D bzw. seine metabolisch aktiven Formen sind direkt an der Aktivierung von Genen in der Darmwand beteiligt. Diese Gene ihrerseits sind verantwortlich für die Produktion von antibiotisch wirksamen Peptiden – Defensine genannt. Das Defensinmuster ist bei Morbus Crohn nicht intakt.

Vitamin D wirkt immunmodulierend, in dem es Th1 Zytokine runter- bzw. Th2-Zytokine hochreguliert. Die Immunantwort der Darmmucosa gerät völlig aus dem Ruder und es kommt zu einer unkontrollierten Entzündung. Ein einwandfreies Immunsystem verfügt dagegen über ein ausgeglichenes Verhältnis von entzündungshemmenden und fördernden Zytokinen. Ein intaktes Immunsystem muss auch immer entzündungsfördernde Zytokine bereitstellen, sonst kann keine Infektionsabwehr erfolgen. Bei Morbus Crohn, Rheuma, Arthritis, Multipler Sklerose etc. glaubt das Immunsystem aber, es müsste dauerhaft irgendwelche *lebensgefährlichen Erreger* bekämpfen – ein fataler Irrtum – so dass es deshalb zu viele entzündungsfördernde aber zu wenig antientzündliche Zytokine gibt.

Genau hier greift Vitamin D ein. Es erhöht den Anteil des wichtigen antientzündlichen Zytokins Interleukin 10 (IL-10). IL-10 wird auch von dem Probiotikum E.Coli Nissle und der Anti-Aging Substanz DHEA erhöht. So dass diese drei Wirkstoffe eine brillante Synergie bilden. Gleichzeitig hat ein erhöhter IL-10 Wert zur Folge, dass entzündungsfördernde Zytokine wie z.B. das IL-6 unterdrückt werden. Sie sehen auch an diesem Beispiel, wie alternative Wirkstoffe ineinander greifen, ihre Wirkung potenzieren, und zwar ohne Nebenwirkung.

Standpunkt: Vitamine in Deutschland

Offiziell gilt gegen jede wissenschaftliche Erkenntnis der Vitaminforschung der letzten Jahrzehnte: „Zusätzliche Vitamine sind überflüssig und schädlich. Basta!“ Es werden dann hin und wieder bestimmte Ausnahmen angefügt, wie z.B. Folsäure für Schwangere, Vitamin D evtl. nur im Winter, Vitamin B12 für Ältere und das war es. Die Verkünder alter, längst überholter Weisheiten sind die uns allen bekannten Ernährungsexperten in Funk, Fernsehen und Presse. Eine handvoll Professoren kommt noch dazu, mehr nicht. Insgesamt wird diese Meinung vielleicht von wenigen Dutzend Leuten permanent in die Medienlandschaft gepumpt. Hochkarätige Vitaminbefürworter kommen praktisch gar nicht zu Worte. Eine ausgewogene pro und contra Berichterstattung findet nicht statt.

Ein klares Demokratie-Defizit unserer Medien. Die Fakten werden verleugnet, damit eine kleine etablierte Gruppe ihre Jobs und Reputation behält. Das ist der eigentliche Grund, warum Sie in Sachen Vitaminen von den Medien regelgerecht belogen werden. Und es geht natürlich um finanzielle Interessen. Eine Bevölkerung, die optimal mit Vitaminen versorgt ist, benötigt weniger Medikamente. Das wird natürlich auch nicht allen schmecken. Und wie sieht es in anderen Ländern aus?

Sehr ähnlich, aber mit einem wichtigen Unterschied. Zumindest gilt das für die Niederlande, Großbritannien und die USA. Dort wird von Medienseite auch massiv gegen Vitamine gewettert. Es gibt in diesen Ländern aber hoch dosierte preiswerte Nährstoffpräparate in Drogerien, Apotheken oder speziellen Shops. Sie sind den Bürgern in diesen Ländern also immer präsent und zugänglich.

Somit müssen die hoch dosierten Vitaminpräparate zumindest ungefährlich sein, sonst wären sie ja nicht frei verkäuflich.[1]

Der Bürger hat in diesen Ländern eine echte Wahl. In Deutschland hat er das nicht. Aber es gibt ja das Internet. Dort bestelle ich die meisten Sachen bzw. fahre in die Niederlande, da ich grenznah wohne.

---

1 Und was ist mit Tabak und Alkohol? Werden Sie vielleicht spontan einwenden. Dieser Einwand ist unzulässig. Die Gesundheitsgefahren stehen außer Frage. Vor Tabakgenuss wird bereits massiv gewarnt. Der Staat verfolgt darüber hinaus beim legalen Verkauf von Tabak und Alkohol auch noch ökonomische Ziele. Er steckt letztlich in einem moralischen Dilemma.

VII Kampf den Radikalen: Mit Glutamin und Vitaminen

Glutamin war in der Bekämpfung von Morbus Crohn für mich eine Neuentdeckung. Es handelt sich um eine nicht essentielle Aminosäure. Für viele ist nicht essentiell gleichbedeutend damit, dass eine gezielte Zufuhr von außen überflüssig ist. Das ist grundsätzlich falsch. Es kann unter bestimmten Bedingungen auch zu einem Mangel an nicht essentiellen Nährstoffen kommen. Einfach aus dem Grund, weil die Verbrauchsrate über der Syntheserate liegt.

Glutamin ist ein Aminogruppendonor. Das bedeutet, es wird in etlichen Biosynthesen, Aufbau – und Regenerationsprozessen verbraucht. Bei intensivem Sport oder Krankheit kann eine zusätzliche Zufuhr von 10-40 g pro Tag nötig sein. Als Sportler war mir der Nutzen für Muskelaufbau und Regeneration bekannt. Ich supplementiere deshalb seit längerem etwa 5 g Glutamin täglich.

Glutamin schützt z. B. die Schleimhäute im Magen-Darm-Bereich sehr effektiv vor Schäden durch Schmerzmittel und Entzündungshemmer. Magenschwüre als Nebenwirkung bei der Einnahme von Diclofenac oder Acetylsalicylsäure sind bekannt. Der Abbau dieser Medikamente führt immer auch zur Bildung von freien Radikalen, die gesundes Gewebe schädigen und ihrerseits selbst Entzündungen auslösen können. Die Menge an antioxidativen Schutzenzymen nimmt dabei in den Schleimhäuten dramatisch ab. Glutamin bzw. Glutaminsäure kann das vollständig verhindern, zumindest im Tierversuch (Basivireddy 2004). Die Aminosäuren Glycin und Alanin hingegen waren praktisch wirkungslos. Im akuten Schub eines Morbus Crohn sind die Schleimhäute ebenfalls einem massiven **Radikalfeuerwerk** ausgesetzt. Die Ursache ist zwar eine andere, die Wirkung aber die gleiche. Es ist nun nicht abwegig, aufgrund dieser Fakten Glutamin in hohen Dosen bei der Behandlung von Morbus Crohn einzusetzen.

Beim Morbus Crohn heften sich Bakterien an die Darmwand, die vom Immunsystem u.a. durch die Bildung von **freien Radikalen** bekämpft werden. Dieser Mechanismus macht aber nur Sinn, wenn die Bakterien wirklich pathogen sind und schnell eliminiert werden können. Bei Morbus Crohn besteht aber die Gefahr, dass sich Bakterien dauerhaft an die Darmwand heften. Das Immunsystem kann deswegen dauerhaft zu viele **freie Radikale** produzieren, was zu Entzündungen führt.

Glutamin kurz und bündig!

- Glutamin wirkt direkt entzündungshemmend auf die Darmschleimhaut
- Glutamin ist Hauptnährstoff für die Zellen der Darmschleimhaut
- Glutamin beschleunigt die Heilung von Geschwüren
- Glutamin verringert die Darmpermeabilität
- Glutamin wirkt optimal mit Vitamin C, E, der Aminosäure Cystein und Selen zusammen

Sie benötigen täglich 30 g Glutamin für etwa zwei Monate. Anschließend kann auf 10 g als Dauereinnahme reduziert werden. 3-5 g Vitamin C, 800 I.E. Vitamin E, 200-400 µg Selen sowie 1000 mg Cystein täglich optimieren die Glutaminwirkung.

Die Ursache dafür sind die fehlenden Defensine (antibiotische Peptide) in der Darmwand.Ich nehme dauerhaft 5-10 g Vitamin C und 400 – 800 I.E. Vitamin E als gemischte Tocopherole täglich. Während des Schubes nahm ich 5 g Vitamin C und 1700 I.E. Vitamin E täglich. Vitamin C wurde aufgrund der möglichen Durchfallproblematik bei noch höheren Dosen nicht weiter angehoben. Aber es ist denkbar, dass höhere Dosen vertragen werden, ohne dass weitere Durchfälle auftreten. Während der akuten Schubphase Anfang der 90er vertrug ich problemlos 15 g Vitamin C täglich.

Fachinformationen

In kleineren Untersuchungen hat man Glutamin bereits eingesetzt. Zum einen, um im Zusammenspiel mit weiteren Antioxidantien den Radikalschutz zu optimieren, um die Zellen der Darmschleimhaut mit ihrem Hauptnährstoff zu versorgen und zum anderen um die Permeabilität der Darmwand zu minimieren.

In einer kleinen Pilotstudie (Roggenbuck 2008) sollte grundsätzlich geklärt werden, ob Glutamin und weitere Antioxidantien den oxidativen Stress und somit die Entzündung reduzieren können. Die Probanden erhielten täglich 1500 mg Vitamin C, 500 mg Vitamin E, 300 µg Selen und 30 g Glutamin so wie kleinere Mengen Zink und beta-Carotin.

Nach vier Wochen hatte sich der antioxidative Status verbessert. Die Menge des Wasserstoffperoxids im Plasma und in den Leukozyten nahm ab und die Glutathionmenge in der Darmschleimhaut nahm zu. Glutathion ist das wichtigste körpereigene wasserlösliche Antioxidans. Es ist anzumerken, dass die Entzündungsaktivität der Probanden zu Beginn bei lediglich 139 Punkten lag, was einer Remission entspricht. Die Entzündungsaktivität wird meistens mit dem *Crohn's Disease Activity Index* (CDAI) bestimmt. Bei einem Wert von unter 150 liegt per Definition eine Remission vor.

Stärkere Entzündungen mit Werten von 300 Punkten oder mehr müssten dann mit deutlich höheren Dosen an Antioxidantien behandelt werden. Vergleichbare Ergebnisse gab es auch in einer doppelt-blind Studie, die an 57 Patienten mit geringer Entzündungsaktivität über vier Wochen durchgeführt wurde (Aghdassi 2003). Die Probanden erhielten täglich 1000 mg Vitamin C und 800 I.E. Vitamin E oder ein Placebo. Nach vier Wochen war der oxidative Stress deutlich gesenkt worden. Diese Studie hat dann schon eine bedeutende Aussagekraft. Die verwendeten Mengen an Vitaminen sind meiner Meinung nach nur für eine geringe Entzündungsaktivität geeignet. Der Einsatz von Glutamin und Antioxidantien führt zu weniger Radikalbelastung und sollte deshalb in der Folge dazu führen, dass das Immunsystem weniger aggressiv reagiert und somit geringere Mengen an entzündungsfördernden Zytokinen entsendet.

Glutamin ist imstande die Produktion der entzündungsfördernden Zytokine Interleukin-6 (IL-6) und IL-8 in der Darmschleimhaut deutlich abzusenken (Coeffier 2001, 2002). Glutamin verfügt somit über einen direkt antientzündlichen Effekt. Glutamin ist darüber hinaus preiswert und sicher. Eine weniger entzündete Darmschleimhaut sollte zur Folge haben, dass die Permeabilität herab gesenkt wird. Auch das konnte in einer Studie belegt werden (Benjamin 2012). Die Patienten erhielten 0.5 g Glutamin oder Molkeprotein pro Kilogramm Körpergewicht und Tag. Nach zwei Monaten hatte sich in beiden Gruppen gleichermaßen die Permeabilität signifikant verbessert.

Während des Schubes nahm ich deshalb über einen Zeitraum von acht Wochen entweder 30 g Glutamin oder 15 g Glutamin + 15 g Protein täglich ein. Die zusätzliche Einnahme von Protein ist auch noch aus einem anderen Grund sehr wichtig. Während eines Schubes leidet man häufig unter ausgeprägter Appetitlosigkeit. Diese sollte auf keinen Fall zu einem Proteinmangel führen. Es ist sogar die dauerhafte Einnahme von Glutamin zu empfehlen. Die Permeabilität der Darmwand ist bei Morbus Crohn – Patienten auch während der Remission gegenüber gesunden Menschen oft erhöht. Die Wirkung von Glutamin kann durch die Aminosäure Cystein noch weiter verstärkt werden. Glutamin wird bei Bedarf vom Körper in Glutaminsäure umgewandelt. Zusammen mit Cystein entsteht daraus das wichtigste körpereigene Antioxidans Glutathion. Es sollten etwa 500-1000 mg Cystein pro Tag eingenommen werden. Das Glutathion selbst wirkt optimal, wenn das Spurenelement Selen in Mengen von 200-400 µg täglich zugeführt wird.

VIII Omega-3-Fettsäuren: Ich will Himbeereis zum Frühstück

Der Song „Himbeereis zum Frühstück“ der Brüder Hoffmann und Hoffmann – eine Cover Version des Songs „Crossfire“ der Bellamy Brothers – aus dem Jahre 1977 ging mir beim Frühstück regelmäßig durch den Kopf. Ich summte es fröhlich vor mich hin. Nur befand sich auf meinem Frühstückstisch kein Himbeereis, sondern regelmäßig Lachs und Makrele, wegen der Omega-3-Fettsäuren. Aber, so dachte ich mir, wenn alles durchgestanden ist, dann gibt es für mich auch Himbeereis zum Frühstück.

Omega-3-Fettsäuren sind ein absolutes Basistherapeutikum für alle chronisch-entzündlichen Erkrankungen. Dazu gehören: Morbus Crohn, Colitis Ulcerosa, Psoriasis, Arthritis, Multiple Sklerose u.a.m. In diesem Kapitel werde ich auch auf Arthritis eingehen. Zum einen weil die Entzündungsvorgänge weitgehend identisch sind und zum zweiten weil bei Morbus Crohn arthritische Beschwerden häufig vorkommen. So war es auch bei mir.

Bei allen Vorteilen, wie geringe Kosten und Nebenwirkungen, gibt es aber auch einige Nachteile. Omega-3-Fettsäuren wirken langsam. Die maximale Wirkung – unabhängig von der Dosis ist erst nach 12 – 15 Wochen erreicht. Mit hohen Dosen erreicht man natürlich einen schnelleren Wirkungseintritt. Und es kann sein, dass bereits nach sechs Wochen die gleiche Wirkung wie bei einer kleineren Dosis nach zwölf Wochen erreicht wird.

Es kann temporär ein weiteres Problem auftreten. Im akuten Schub eines Morbus Crohn wird man wahrscheinlich Schwierigkeiten haben größere Fettmengen, ganz gleich welcher Art, zu sich zu nehmen. Außerdem besteht meist zu Beginn eine ausgesprochene Appetitlosigkeit und dann fällt es wirklich schwer, Fischöl einzunehmen. Ich konnte deshalb in den ersten 3 bis 4 Wochen lediglich 1,5 g Omega-3-Fettsäuren täglich zu mir nehmen. Danach war es aber kein Problem die supplementierte Dosis auf 4,5 g oder mehr täglich zu erhöhen. Unter Berücksichtigung der Nahrung kam ich durchschnittlich auf 6 g Omega-3-Fettsäuren täglich.

Ab einem gewissen Punkt konnte ich mit Boswellia serrata keine weitere Besserung meiner Arthritis Symptome erreichen. Obwohl die Wirkung schon erstaunlich war. Es gab immer wieder einzelne sehr schmerzhafte Tage. An zwei Tagen war ich kaum in der Lage mir meine Socken anzuziehen. Mit der deutlichen Erhöhung der Fischölmenge merkte ich nach knapp zwei Wochen, dass die verbleibenden Arthritis Probleme zurückgingen. Das Knie war völlig schmerzfrei und den Ringfinger der linken Hand konnte ich eines Morgens wieder nahezu schmerzfrei zu einer Faust zusammenballen. Einige Wochen später waren die restlichen Schmerzen am Finger vollständig verschwunden.

Omega-3-Fettsäuren kurz und bündig!

- Omega-3-Fettsäuren wirken entzündungshemmend
- Omega-3-Fettsäuren erreichen ihre maximale Wirkung erst nach 12 – 15 Wochen
- Omega-3-Fettsäuren wirken mit Boswellia serrata extrem gut gegen Arthritis einer möglichen Begleiterkrankung bei Morbus Crohn
- Omega-3-Fettsäuren verlängern den beschwerdefreien Zeitraum bei Morbus Crohn und Colitis Ulcerosa
- Omega-3-Fettsäuren können den Bedarf an Medikamenten reduzieren

Wenn Omega-3-Fettsäuren eingenommen werden, müssen gleichzeitig Omega-6-Fettsäuren konsequent gemieden werden. Omega-6-Fettsäuren sind in Pflanzen-, Sonnenblumen-, Distel-, Maiskeimöl und Margarine enthalten und können die positive Wirkung von Fischölen bis zur Wirkungslosigkeit herabsetzen. Wenn Sie fetten Seefisch mögen, essen Sie Ihn, so oft es geht. Nehmen Sie Nahrungsergänzungsmittel ein. Die Menge an Omega-3-Fettsäuren (Eicosapentaen- und Docosahexaensäure) sollte bei mindestens 4,5 g pro Tag liegen und kann bis zu 15 g täglich angehoben werden. Diese Menge entspricht einer natürlichen oberen Grenze. Sie wird von den Inuits seit Jahrtausenden konsumiert. Verwenden Sie als Speiseöl kaltgepresstes Olivenöl.

Fachinformationen

Um Ihnen die Wirksamkeit von Omega-3-Fettsäuren bei chronisch-entzündlichen Darmerkrankungen zu veranschaulichen, wurden die Studien in einer tabellarischen Übersicht zusammengefasst. Einige der aufge-

Wissenschaftliche Untersuchungen zur Wirkung von Fischöl (Omega-3-Fettsäuren) bei Morbus Crohn (MC) und Colitis Ulcerosa (CU)

Studie	Jahr	Patientenzahl	Krankheit
McCall et al.	1989	12	CU
Lorenz et al.	1989	39	CU/MC
Salomón et al.	1990	10	CU
Hawthorne et al.	1992	96	CU
Stenson et al.	1992	24	Aktive CU
Alsan und Triadafilopoulos	1992	17	Aktive CU
Maté et al.	1993	38	MC
Loeschke et al.	1996	64	CU
Lorenz-Meyer et al.	1996	204	MC
Beluzzi et al.	1996	78	MC

*g/d = Gramm pro Tag

führten Untersuchungen werden ausführlicher besprochen. Der Nutzen wäre allerdings noch größer gewesen, wenn bei den Studien nicht gewisse Fehler unterlaufen wären, die ebenfalls im Anschluss genauer betrachtet werden.

*Menge O-3-FS	Dauer	Hauptergebnisse
3-4 g/d	12 Wochen	Linderung div. Symptome, Absenkung von Entzündungsmediatoren (LTB4)
3.2 g/d	7 Monate	Verbesserung bei CU
4,5 g/d	8 Wochen	Verbesserung der Krankheitsaktivität
4.5 g/d	4 Monate	Weniger Kortison, Absenkung von LTB4
5.4 g/d	4 Monate	Gewichtszunahme, Histologische Befunde verbessert, weniger LTB4
4.2 g/d	3 Monate	72% weniger Kortison
100 – 250 g Fisch/d	2 Jahre	Längere Remission
5.1 g/d	2 Jahr	Kein Unterschied zur Placebo-Gruppe
5.1 g/d	1 Jahr	Kein Unterschied zur Placebo-Gruppe
2.7 g/d Magensaft-resistente Kapseln	1 Jahr	59 % der Patienten in Remission vs. 26 % in der Placebo-Gruppe

Studie von Lorenz 1989: Einer dieser Fehler ist z.B. eine zu kurze Wash-Out-Periode bei Cross-over-Studien. Dazu einige Erläuterungen:

Die oben aufgeführte Studie von Lorenz war so eine Cross-over-Studie. Sie lief folgendermaßen ab: Die eine Hälfte der Patienten bekommt das Fischöl, die andere ein Placebo (Olivenöl). Nach drei Monaten wird die Studie unterbrochen. Jetzt kommt die Wash-Out-Periode von einem Monat. Sie soll bewirken, dass die Omega-3-Fettsäuren der Patienten aus der Fischölgruppe vollständig aus dem Serum und den Lipidmembranen „ausgewaschen" werden. Das funktioniert aber nicht. Die Sättigung mit Omega-3-Fettsäuren dauert etwa drei Monate, so dass nach einem Monat niemals alles wieder aus den Lipidmembranen heraus ist. Nach der Wash-Out-Periode werden die Patientenhälften gewechselt. Die vorherige Placebo-Gruppe bekommt nun Fischöl und umgekehrt. Nur das die jetzige Placebo-Gruppe eine höhere Omega-3-Fettsäuren-Menge in ihrem Körper hat als die Placebo-Gruppe im ersten Studienabschnitt, die ja im zweiten Studienabschnitt die Fischölgruppe bildet. Der zweite Studienabschnitt startet also mit einer Placebo-Gruppe, die mehr Wirkstoff in sich trägt als die Wirkstoffgruppe. So darf man nicht vorgehen. Das Cross-Over-Design hat den Zweck, dass man auf „einfache" Weise die Patientenzahl verdoppeln kann. Dies dient einer höheren statistischen Aussagekraft. Nur darf man aufgrund der zu kurzen Wash-Out-Periode die beiden Patientengruppen statistisch nicht einheitlich bewerten. Bei wasserlöslichen Wirkstoffen ist eine Wash-Out-Periode von einem Monat ausreichend, bei fettlöslichen nicht.

In dieser Studie wurde ein weiterer Fehler begangen. Es ist die Wahl des Placebos. Olivenöl ist ein ausgesprochen schlechtes Placebo, da es selbst Wirkstoffe enthält, die antientzündlich wirken. Olivenöl enthält z.B. Hydroxytyrosol, einem sehr potenten Inhibitor der 5-Lipoxygenase in Leukozyten (Puerta 1999). Die Hemmung dieses Enzyms führt zu einer verminderten Entzündungsaktivität. Man hat in dieser Studie also nicht Fischöl mit einem Placebo verglichen, sondern den Wirkstoff Fischöl mit dem Wirkstoff Olivenöl. Wobei heraus gekommen ist, dass der Wirkstoff Fischöl etwas besser als der Wirkstoff Olivenöl ist. Wahre Placebos wären meiner Meinung nach mit Wasser oder Luft gefüllte Kapseln. Am besten nimmt man beide Wirkstoffe zu sich. Sie wirken synergistisch. Also möglichst viel fetten Seefisch essen (wenn man ihn mag), Fischöl supplementieren und Olivenöl als Speiseöl verwenden.

Sie können sich vorstellen, dass solch eine Studie für die Gegner von Nahrungsergänzungen ein *gefundenes Fressen* darstellt. Man pickt sich dann das entsprechende heraus. Fischöl ist kaum besser als Placebo, außerdem dieser unangenehme Geschmack u.s.w. Nehmen Sie doch besser die *Pharmapille.*

In der Studie von **Hawthorne 1992** wurde ebenfalls Olivenöl als Placebo verwendet. Sie lieferte die oben beschriebenen positiven Ergebnisse. Die durchschnittliche Kortisondosierung von 10 mg täglich konnte in der Fischölgruppe nach zwei Monaten auf null gesenkt werden. In der Olivenölgruppe im selben Zeitraum auf 5 mg täglich. In der Rückfallrate gab es zwischen beiden Gruppen keinen Unterschied. Was nicht unbedingt überraschen sollte, da Olivenöl auch antientzündlich wirkt. Hier besteht wieder die Möglichkeit für Gegner von Nahrungsergänzungen sich genau diesen scheinbaren Schwachpunkt herauszupicken. Die Aussage wäre dann: Fischöl ist nicht besser als Placebo-also wirkungslos, ganz in dem Stil, wie wir ihn leider häufig in den Massenmedien vorfinden.

Ich rate Ihnen: Lassen Sie sich von solch unseriösem Gerede nicht beirren. Nehmen Sie die Verantwortung für Ihre Gesundheit selbst in die Hand und prüfen Sie, ob es nicht doch eine bessere Lösung für Sie gibt.

Einen ganz neuen Weg in der Behandlung von Morbus Crohn-Patienten mit Omega-3-Fettsäuren beschritt **Beluzzi 1996.** Er und sein Team verwendeten freie Fettsäuren, die so verkapselt waren, dass sie sich nicht im Magen auflösten. Das bietet zwei Vorteile. Zu einem verringert sich dadurch das unangenehme Aufstoßen, was nach Einnahme von Fischölkapseln häufig erfolgt. Zum zweiten werden die freien Fettsäuren effektiver und schneller in die Lipidmembranen der Darmmucosa aufgenommen. So zeigte die vergleichsweise geringe Dosis der beiden wichtigsten

Omega-3-Fettsäuren von 1,8 g Eicosapentaensäure und 0,9 g Docosahexaensäure täglich eine Remissionsrate von 59 % vs. 26 % in der Placebo-Gruppe nach einem Jahr.

Ein ganz wichtiger Punkt sei abschließend noch erwähnt. In keiner dieser Studien wurde die Menge an Omega-6-Fettsäuren, die die Patienten mit der Nahrung aufnahmen, ermittelt. Diese Fettsäuren sind z.B. reichlich in Pflanzen-, Sonnenblumen-, Distel-, Maiskeimöl und Margarine enthalten. Omega-6-Fettsäuren sind Gegenspieler der Omega-3-Fettsäuren im Stoffwechsel und senken die positive Wirkung von Fischölen deutlich herab (Cleland 1999). Sie können noch so viel Fischöl zu sich nehmen, wenn Sie gleichzeitig hohe Mengen Omega-6-Fettsäuren zu sich nehmen, wie es in der westlichen Welt üblich ist, machen Sie die Wirkung zu nichte. Oder anders ausgedrückt: Sie können jede negative Studie zu Omega-3-Fettsäuren in der Luft zerreißen, wenn mindestens einer der genannten Fehler gemacht wurde. Wenn aber trotz dieser Fehler eine Studie positiv ausfällt, so ist die Aussagekraft besonders hoch.

Omega-3-Fettsäuren und rheumatoide Arthritis:

Arthritische Beschwerden sind bei Morbus Crohn nicht selten, deshalb werde ich kurz auf dieses Thema eingehen. In einer vorbildlich durchgeführten Studie **(Volker 2000)** wurde neben der Verabreichung von Omega-3-Fettsäuren auch darauf geachtet, dass die Patienten nicht mehr als 10 g Omega-6-Fettsäuren täglich zu sich nahmen. So erbrachte die vergleichsweise geringe Dosis von 40 mg Omega-3-Fettsäuren pro Kilogramm Körpergewicht und Tag (2,8 g für eine 70 kg Person) eine Reihe positiver Ergebnisse. In der Fischölgruppe verbesserten sich sechs von neun klinischen Parametern wie z.B. verbesserte Morgensteifigkeit oder weniger Schmerzen. In der Placebo-Gruppe gab es bei keiner einzigen klinischen Variablen eine Besserung. Die Studie zeigte, dass erst nach 15 Wochen positive Ergebnisse vorlagen. Zwischenuntersuchungen nach vier und acht Wochen zeigten keine Unterschiede zur Placebo-Gruppe. Auch hier besteht natürlich für Gegner von Nahrungsergänzungen eine hervorragende Möglichkeit negative Studien zu konstruieren.

Persönlich halte ich Dosierungen von 70 – 130 mg Omega-3-Fettsäuren pro kg Körpergewicht und Tag bei gleichzeitig konsequenter Vermeidung von Omega-6-Fettsäuren für optimal.

So wirkt Fischöl – Der Arachidonsäurestoffwechsel

Bei chronisch-entzündlichen Erkrankungen werden oft Kortikoide und nicht steroidale Antiphlogistika verwendet. Durch diese stark wirkenden Substanzen lassen sich Entzündliche Prozesse gut in den Griff bekommen. Schwierig wird es, wenn die Verabreichung dieser Substanzen über einen längeren Zeitraum erfolgt. Bei Patienten, die über viele Jahre Kortikoide nehmen müssen, kann das Cushing-Syndrom (Vollmondgesicht, Knochenschwund, Akne, Diabetes u.a.m.) eine negative Begleiterscheinung sein. Bei den nicht steroidalen Wirkstoffen (wie z.B. Acetylsalicylsäure) können Nierenerkrankungen und Magengeschwüre Folgen jahrelanger Medikamenteneinnahme sein.

Durch die Verabreichung von Fischölen (Omega-3-Fettsäuren), Boswellia serrata und Vitamin E können Medikamente mit beträchtlichem Nebenwirkungspotential in erheblichem Maße eingespart werden.

Bei Entzündungsreaktionen spielen vor allem Prostaglandine (PG) u. Prostazykline (PGI) mit jeweils 2 Doppelbindungen und Leukotriene (LT) der 4er-Reihe (4 Doppelbindungen) eine bedeutende Rolle. Hierbei handelt es sich, einfach gesagt, um lokalwirksame, hormonähnliche Substanzen, die Entzündungsvorgänge massiv unterstützen. Die medikamentöse Therapie versucht dann auch die Bildung solcher Substanzen zu hemmen. All diesen Substanzen gemeinsam ist ihre biochemische Synthese aus Arachidonsäure, einer Omega-6-Fettsäure (Ω-6-FS), die wiederum mit der Nahrung aufgenommen wird bzw. aus Linolsäure synthetisiert werden kann. Linolsäure ist ebenfalls eine Ω-6-FS, die z.B. reichlich in Margarine, Sonnenblumen- und Distelöl enthalten ist. Es geht u.a.

darum möglichst wenig Arachidonsäure bzw. Linolsäure mit der Nahrung aufzunehmen. Ganz vermeiden lassen sich diese Fettsäuren nicht.

Kortison hemmt die Phospholipase A_2, ein Enzym, welches Arachidonsäure aus membranbildenen Phospholipiden freisetzt. **Vitamin E** hemmt dieses Enzym ebenfalls in milder Weise. Somit können die PG, PGI und LT gar nicht erst entstehen. Die Synthese von PG u. PGI aus Arachidonsäure kann auch durch Hemmung der Cyclooxygenase (COX) mittels Acetylsalicylsäure effektiv erfolgen. Es gibt noch ein weiteres Enzym im Arachidonsäurestoffwechsel, was Entzündungsvorgänge aufrechterhält, die 5-Lipoxygenase (5-LO) („linearer Stoffwechselweg"). Über dieses Enzym entstehen die Leukotriene. Die 5-LO kann weder durch Kortison noch durch Acetylsalicylsäure gehemmt werden, jedoch durch **Vitamin E** und besonders effektiv durch **Boswellia serrata.**

Es wird sogar vermutet, dass bei Hemmung der COX der *lineare Stoffwechselweg* vermehrt benutzt wird, da die Arachidonsäure dann nicht mehr über die COX metabolisiert werden kann, so dass einige Nebenwirkungen der nicht steroidalen Antiphlogistika auf eine vermehrte Biosynthese der Leukotriene der 4er-Reihe zurückgehen könnten. Die im Fischöl enthaltene **Omega-3-Fettsäure (Ω-3-FS) Eicosapentaensäure** konkurriert mit der Arachidonsäure um dieselben Enzyme (COX, 5-LO). Es entstehen dann jedoch PG mit drei Doppelbindungen, bzw. LT der 5er-Reihe. Diese sind metabolisch wesentlich weniger aktiv, so dass insgesamt eine starke Verminderung der Entzündungsaktivität resultiert. Wichtig ist hier vor allem das Verhältnis von Ω-6-FS zu Ω-3-FS (≤ 2:1) sowie die gleichzeitige Gabe hoher Dosen Vitamin E (≥ 800I.E.). Neben einer vermehrten Zufuhr an Fischölen – Therapeutische Mengen liegen bei ca. 1 – 10 g Ω-3-FS pro Tag – kann eine an Linol- und Arachidonsäure arme Diät antientzündlich wirken. Bei Herz-Kreislauferkrankungen können Fischöle ebenfalls erfolgreich eingesetzt werden. Sie machen das Blut fließfähiger und können darüber hinaus den Triglyceridspiegel um bis zu 30 % senken.

IX Hauterkrankungen bei Morbus Crohn: Turboheilung durch B-Vitamine und Kaliumjodid

Ich habe es bereits mehrfach anklingen lassen: dass Morbus Crohn als Darmerkrankung bezeichnet wird, halte ich für vollkommen unzureichend. Fakt ist: Es liegt ein Defekt im Immunsystem des Darms vor, der letztlich dazu führen kann, dass der gesamte Organismus von bakteriell verursachten Entzündungen befallen wird. Organe wie Haut, Leber und Augen werden nicht selten aufs Übelste in Mitleidenschaft gezogen. Ebenso muss häufig mit arthritischen Beschwerden gerechnet werden.

In diesem Kapitel werde ich mich auf Hauterkrankungen beschränken. Häufige Hauterkrankungen im Rahmen eines Morbus Crohn sind Erythema nodosum und Pyoderma Gangrenosum. Gegen beide Hauterkrankungen hilft Kaliumjodid.

Pyoderma Gangrenosum:

Das ist eine Hauterkrankung, die zu fürchterlichsten Hautulcera führen kann. Damals hatte ich selbst an beiden Unterschenkeln schrecklichste Geschwüre. Der rechte Unterschenkel war komplett geschwürig und am linken Unterschenkel waren mehrere große Geschwüre. Auf den rechten Unterschenkel hat niemand mehr was gegeben. Die Geschwüre können jedoch auch Arme, Rücken und Gesicht befallen. Eine Prognose wollte niemand wagen auch nicht auf Nachfrage, ob das Bein „dran" bleibt. Es war der reinste Horror. Der Zustand meiner Unterschenkel hatte sich unter der Standardtherapie dramatisch verschlechtert. Worauf ich sie nach und nach beendete.

Nach gut 20 Jahren bekam ich wieder einen Schub, der heftig anfing aber deutlich milder verlief. Das betraf den Darm ebenso wie die Haut. Die Hautgeschwüre betrugen diesmal nur 2-3 % der Gesamtfläche von damals. Dank Vitaminen und Co. Allein die Tatsache, dass man zwei Jahrzehnte lang keine Medikamente einnehmen musste, ist bei dieser schweren Krankheit äußerst selten und kann als sehr großer Erfolg betrachtet werden. Mein Allgemeinbefinden war nach einigen Wochen sehr gut. Auch darin unterschied sich dieser Schub von damals.

Ich hatte drei Hautgeschwüre jedes etwa so groß wie eine 2-Euro-Münze. Hinzu kommt jedoch, dass die Wundumgebung anfänglich von einem ausgeprägten Entzündungsgebiet umgeben ist. Drei bis vier Wochen lang konnte ich keinen festen Schuh am rechten Fuß tragen. Zwei Geschwüre lagen sehr ungünstig an den Knöcheln des rechten Fußes. Joggen war somit unmöglich. Obwohl ich nach einiger Zeit bei Alltagstätigkeiten schmerzfrei war. Ich hielt mich deshalb mit Radfahren, Kniebeugen und etwas Krafttraining fit. Solche vergleichsweise „kleinen“ Geschwüre brauchen mitunter ein Jahr oder länger bis zur Abheilung. Ich weiß, wovon ich rede. Diesmal war alles nach spätestens drei Monaten vorüber.

Bei Pyoderma Gangrenosum empfiehlt die Schulmedizin in der Regel Kortison, Immunsupressiva und Antibiotika. Manchmal erreicht man mit hohen Kortisondosen beachtliche Heilungserfolge bei Pyoderma Gangrenosum. Ein Pyrrhussieg. Rückfälle sind häufig. Mir hatten hohe Kortisondosen vor über 20 Jahren schon nicht geholfen, außerdem ging es mir ansonsten blendend, so dass ich es nicht einnahm. Meine Ärzte waren damit einverstanden.

Also recherchierte ich nach Alternativen. Da stieß ich auf einen Artikel (New 2011), in dem es um Hautulcera ging. Diese Geschwüre ähneln denen der Pyoderma Gangrenosum. Sie werden nicht mit Kortison, sondern mit hochdosierten B-Vitaminen (B6, Folsäure und B12) erfolgreich behandelt.
Die Diagnose Pyoderma Gangrenosum ist eine Ausschlussdiagnose. Typische Blutuntersuchungen sowie eine Hautbiopsie bringen keine

absolute Sicherheit. Deshalb wird auch sehr häufig fälschlicherweise Pyoderma Gangrenosum diagnostiziert. Sicherheit liefert erst ein Gentest, der eine Störung im Folsäurestoffwechsel aufdeckt. Erst, wenn dieser Gendefekt ausgeschlossen ist, kann die Diagnose Pyoderma Gangrenosum endgültig gestellt werden.

Mein erster Gedanke war natürlich, hoffentlich habe ich diesen Gendefekt. Die Vorfreude war nicht unberechtigt. Denn dieser Gendefekt kommt sogar recht häufig vor. Einmal in der abgeschwächten Variante (heterozygot = mischerbig) sind davon 30-40 % der Bevölkerung betroffen. In der stärkeren Form (homozygot = reinerbig) betrifft dies etwa 6 – 10 %. Natürlich haben nun nicht alle heterozygoten Träger des Gendefekts Hautulcera, aber wenn ein zweiter Risikofaktor wie eine Darmerkrankung hinzukommt, sieht das schon anders aus. Im oben erwähnten Artikel werden zwei Fälle beschrieben, die fälschlicherweise auf Pyoderma Gangrenosum diagnostiziert wurden. Der erste Fall ist ein Patient mit heterozygotem Gendefekt und einer Zöliakie. Eine fatale Kombination. Der leichte Gendefekt führt dazu, dass ein Enzym im Folsäurestoffwechsel etwas ineffektiver arbeitet. Für sich alleine betrachtet, wäre das harmlos. Gleichzeitig führt die Zöliakie u.a. zu einer Folsäure-Malabsorption. Das reichte aus, um die Ulcera zu erzeugen. Den Wirkmechanismus finden Sie am Ende des Kapitels.

Der beschriebene Patient hatte grauenhafte Geschwüre an beiden Beinen. Sie erinnerten mich unweigerlich an meine eigene Situation vor über 20 Jahren. Er bekam 2000 µg Folsäure, 1000 µg Vitamin B12 und 100 mg Vitamin B6 täglich. Innerhalb von vier Wochen waren 30 % verheilt und nach weiteren vier Monaten 95 %. Das ist extrem schnell.

Beim zweiten Fall, ein 15-jähriger Junge, der drei Jahre zuvor schon Ulcera hatte und mit mäßigem Erfolg behandelt wurde, wurde diesmal mit 5000 µg Folsäure täglich behandelt. Das Geschwür verschwand nach drei Wochen. Der Junge hatte einen seltenen Gendefekt im Folsäurestoffwechsel. Vom Erfolg wohl etwas übermütig geworden, setzte er das Vitamin wieder ab. Prompt kam das Geschwür wieder. Die erneute Einnahme von

Folsäure führte innerhalb von drei Monaten zur Heilung. Da ich natürlich nicht bis zu einem Gentest warten konnte (Sie müssen erst mal einen Arzt finden), nahm ich die B-Vitamine auf Verdacht. Zwei Tage später wurde ich in meinem Handeln durch einen weiteren Artikel (Mahmud 1999) bestätigt. Dort ging es um das gehäufte Auftreten des oben beschriebenen Gendefektes in der homozygoten Form bei Morbus Crohn und Colitis Ulcerosa. Der Gendefekt tritt bei diesen Darmerkrankungen 2,7-mal häufiger auf als in der Normalbevölkerung. Also in der Größenordnung von 15 – 25 %. Für mich war die Sache klar.

Ich nahm 4000 µg Folsäure, 1000 µg Vitamin B12 und 100 mg Vitamin B6 täglich ein und wartete auf ein Wunder. Es trat aber leider nicht ein. Enttäuschung pur! Wahrscheinlich habe ich diesen Gendefekt doch nicht. Aber es gibt Morbus Crohn- und Colitis Ulcerosa-Patienten mit diesem Gendefekt, der dann zu den beschriebenen Ulcera führen kann. Diese Patienten müssen dann mit hoch dosierten B-Vitaminen behandelt werden. Zum Glück währte meine Enttäuschung nicht lange. Und jetzt wird's noch spannender.

Am selben Tag stieß ich im Internet auf ein englischsprachiges Forum, in dem ein Forumsmitglied beschrieb, wie er seine Pyoderma Gangrenosum mit Jodtabletten behandelte. Er beschrieb seine Ulcera, die sehr groß waren und wie er selbst durch einen Fachartikel auf diese Therapie stieß. Der Artikel war dort leider nicht angegeben. Am nächsten Tag entdeckte ich mehrere Artikel (Asahina 2006, Qiu 2012, Hassan 2012). Es war immer der gleiche Tenor. Pyoderma Gangrenosum wurde mit mäßigem Erfolg trotz oder wegen hoher Kortison-, Immunsupressiva- und Antibiotikamengen behandelt. Die Patienten müssen über Jahre fürchterlich gelitten haben, wenn man von den Bildern ausgeht.

Die Patienten erhielten Kaliumjodid und es stellte sich sehr schnell ein Erfolg ein. Der Fall einer jungen Frau, der bei Asahina beschrieben wird, war besonders dramatisch. Sie hatte nekrotische Geschwüre an beiden Armen und Beinen. Das ist unvorstellbar. Im Artikel sind die Geschwüre eines Unterarms abgebildet. Die Patientin erhielt Kortison und

Antibiotika. Erfolglos! Asahani und sein Team erhöhten nun nicht die Kortisondosis, sondern gaben der Patientin extrem hohe Joddosen in Form von Kaliumjodid. Sie bekam zunächst 900 mg täglich. Das entspricht der 3500 fachen Tagesdosis an Jodid. Nach zwölf Tagen war schon eine deutliche Besserung sichtbar. Asahani und sein Team erhöhten die Dosis auf 1200 mg täglich. Nach 38 Tagen waren die Geschwüre weg. Unfassbar! Es sei erwähnt, dass die Patienten das Kortison nicht absetzen jedoch dank Kaliumjodid deutlich geringer dosieren konnten.

Ich wollte sofort Kaliumjodid. Übers Internet bekommt man es sehr billig, aber es dauert. Also zahlte ich in der Apotheke einiges mehr. In der vierten Apotheke bekam ich endlich Kaliumjodid. 50 g für 18 €.

Am nächsten Tag begann ich mit der Einnahme von 100 mg Kaliumjodid. In den folgenden Tagen und Wochen erhöhte ich die Dosis bis auf 1000 mg täglich. Und diesmal schien das Wunder einzutreten. Bereits nach 4 Tagen war deutlich zu erkennen, wie sich mein Erythema nodosum (rotes Knötchen) auf dem linken Handrücken zurückbildete. Nach weiteren 10 Tagen war mein Erythema nodosum verschwunden.

Zwei Monate später reduzierte ich die Kaliumjodid-Dosis auf 600 mg täglich. Es ergaben sich geringe Nebenwirkungen, wie laufende Nase, leichte Gelenkschmerzen am Handgelenk und einige Pickel am Rücken. Nach Dosisreduktion verschwanden die Nebenwirkungen sehr schnell. Diese Geschwüre heilten mit Kaliumjodid und ohne jegliche Kortisoneinnahme innerhalb von acht bis 13 Wochen ab.

Es schien alles mustergültig zu verlaufen. Dann ergab sich jedoch eine unglückliche Komplikation. Aufgrund der Verbände entwickelte sich eine Haarwurzelentzündung. Dies hat mit der eigentlichen Erkrankung nichts zu tun. Das Problem ist aber, dass diese bakterielle Entzündung selbst ein hinreichender Auslöser für ein neues Pyoderma-Geschwür sein kann. So war es dann auch. Die Haarwurzelentzündung bekommt man mit einigen Tagen Antibiotika leicht in den Griff. Für das entstehende Geschwür ist es dann aber meist schon zu spät. Dumm gelaufen. So etwas lässt sich leider nicht völlig ausschließen. In dieser Situation schien es unausweichlich vorübergehend gering dosiertes Kortison zu nehmen. Normalerweise wäre bei diesem Geschwür eine Dosis von zunächst 50 – 60 mg pro Tag nötig gewesen. Ich hatte meinem Arzt mitgeteilt, dass ich täglich 400 – 600 mg Kaliumjodid einnehme. Er war damit einverstanden.

Wir entschieden uns für durchschnittlich etwa 10 mg (7,5 bis 20 mg) Kortison täglich. Nach 14 Tagen waren mein Hautarzt und seine Assistentin überrascht, wie schnell das alles verheilt. Was angesichts dieser geringen Kortisondosis nicht zu erwarten war. Nach acht Wochen war alles verheilt.

Wichtig! Wenn Sie an einer bestehenden Schilddrüsenerkrankung leiden, müssen Sie die Einnahme von Kaliumjodid mit Ihrem Arzt besprechen. Meine Schilddrüsenwerte waren auch nach Monate langer Einnahme des Kaliumjodids völlig in Ordnung. Um das Problem langfristig ohne Kortison in den Griff zu bekommen, benötigte ich eine weitere Substanz, die das Kaliumjodid in seiner Wirkung verstärkt. Zwei Tage nach Beginn der Kortisoneinnahme fand ich diesen Stoff. Dimethylsulfoxid (siehe Kapitel XI)

Hautulcera: Kurz und bündig!

Therapie von Hautulcera aufgrund eines Gendefektes im Folsäurestoffwechsel:

1. Eine gute Wundversorgung durch einen Chirurgen oder Dermatologen

2. Hohe Dosen Folsäure (2000-5000 µg), Vitamin B12 (1000 µg) und Vitamin B6 100 mg jeweils täglich

Die Vitamine B6 und B12 wirken mit der Folsäure zusammen und sorgen für einen optimal niedrigen Homocystein-Spiegel.

Therapie von Pyoderma Gangrenosum und Erythema nodosum:

1. Eine gute Wundversorgung von Pyoderma Gangrenosum durch einen Chirurgen oder Dermatologen

2. Kaliumjodid täglich: 300 – 900 mg bei Erythema nodosum und 600 – 1200 mg bei Pyoderma Gangrenosum

Fachinformationen

Die Methylentetrahydrofolatreductase (MTHFR) ist ein Schlüsselenzym im Folsäure-Homocysteinstoffwechsel. Aufgrund diverser Gendefekte kommt es zu Enzymvarianten mit verminderter enzymatischer Aktivität. Die homozygote Mutation des MTHFR Gens (C677T) bzw. die heterozygote Mutation (C677T und A1298C) führen zu Aktivitätsverlusten von 50 % und mehr. Somit steht im Stoffwechsel nicht genügend 5-Methylentetrahydrofolat zur Verfügung. Was zur Folge hat, dass das schädliche Homocystein nicht abgebaut werden kann und sich in gefährlichen Konzentrationen anhäuft. Das Risiko für Gefäßerkrankungen steigt. Das kann zu Herzinfarkten aber auch zu Hautulcera führen. Wie genau der Folsäure-Homocysteinstoffwechsel und das klinische Bild der Hautgeschwüre zusammenhängen, ist unklar. Die genannten Gendefkte führen zu einem erhöhten Homocysteinspiegel, der wiederum das Risiko für tiefe Venenthrombosen (Thrombose = Bildung eines Blutpropfes innerhalb von Venen oder Arterien) und Gefäßverschlüssen ansteigen lässt. Die Gefäßwände werden verletzt und entzünden sich, was dann unter Umständen zu Hautulcera führen kann, die denen bei Pyoderma Gangrenosum täuschend ähnlich sind.

So wirkt Kaliumjodid gegen Pyoderma Gangrenosum

Pyoderma Gangrenosum gehört zu den so genannten Neutrophilen Dermatosen. Neutrophile sind bestimmte weiße Blutzellen, die sich auf Erreger und Fremdsubstanzen aller Art „stürzen", um diese zu bekämpfen. Diese Bewegung nennt man Neutrophile Chemotaxis. Sie ist grundsätzlich für ein gut funktionierendes Immunsystem unabdingbar. Das Problem ist nun, das nicht alles, was sich so im Blut befindet aber dort nicht hingehört, einfach eliminiert werden kann. Und dann wird es gefährlich. Die Neutrophilen versuchen mit aller Gewalt den *Eindringling* zu bekämpfen. Dabei produzieren sie eine große Menge Sauerstoffradikale. Darunter befindet sich auch das extrem aggressive Hydroxylradikal. Bei einem Bakterium ist diese Strategie erfolgreich. Es wird vernichtet.

Bei einer Fremdsubstanz wie z.B. einem bakteriellen Toxin, was ja nicht abgetötet werden kann, führt diese Vorgehensweise zur Zerstörung von Gewebe. Es kommt zu Hautulcera.

Bei Morbus Crohn kann es durch die stark erhöhte Permeabilität der Darmwand und Entzündung tiefer Darmschichten dazu kommen, dass Substanzen aus dem Inneren ins Blut gelangen, die so eine fatale Immunreaktion auslösen.

Kaliumjodid(KI) greift hier an zwei Stellen an
(Honma 1990, Miyachi 1982):

- KI hemmt die Neutrophile Chemotaxis
- KI verhindert die Bildung von Sauerstoffradikalen

Es wird darüber hinaus vermutet, dass KI die Immunantwort noch in anderer Art und Weise beeinflusst. Vielleicht wirkt es ja auch immunsuppressiv aber viel spezifischer als Kortison. KI hat definitiv weniger Nebenwirkungen als Kortison.

So wirken B-Vitamine gegen Hautulcera – Der Folsäure-Homocysteinstoffwechsel

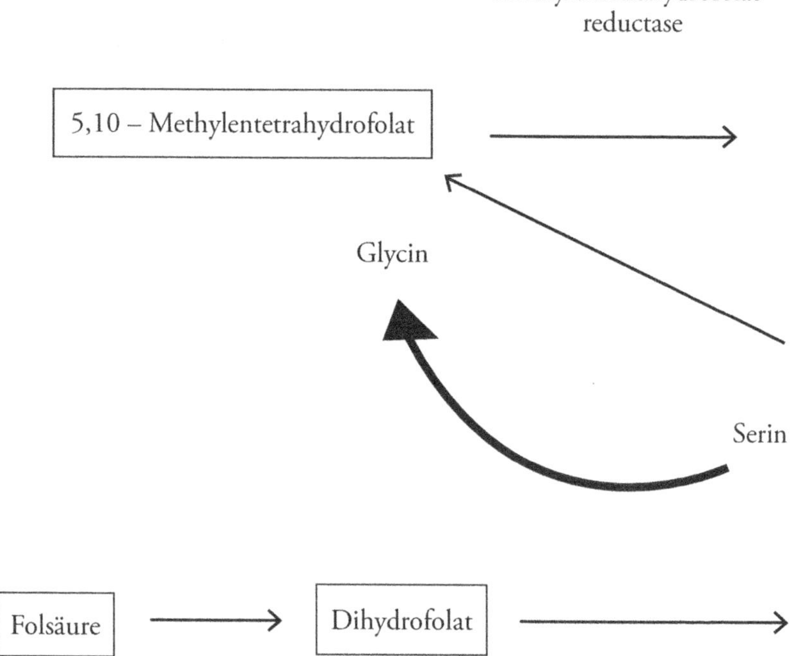

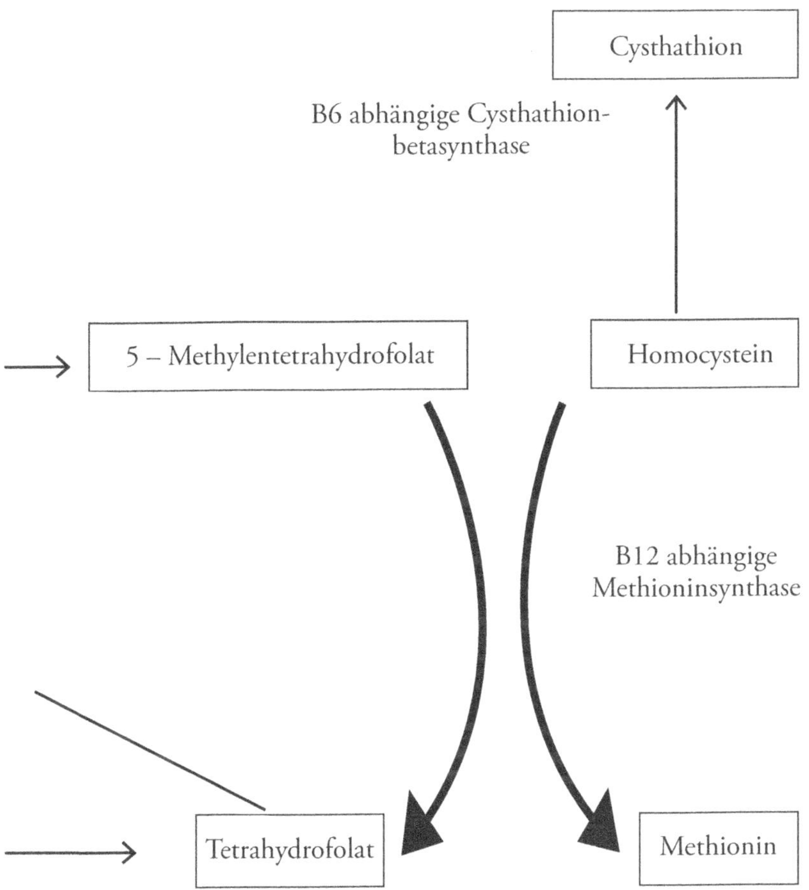
Cysthathion
B6 abhängige Cysthathion-
betasynthase
5 – Methylentetrahydrofolat
Homocystein
B12 abhängige
Methioninsynthase
Tetrahydrofolat
Methionin

X DHEA: Viel mehr als Anti-Aging

DHEA (Dehydroepiandrosteron) ist ein Hormon. In den USA als „over-the-counter" Anti-Aging-Nahrungsergänzungsmittel erhältlich. DHEA ist nicht mit anderen Hormonen zu vergleichen. Es ist eine ausgesprochen sichere Substanz mit nur geringen Nebenwirkungen aber vielen positiven Effekten. Mit zunehmendem Alter sinkt der DHEA-Spiegel deutlich ab. Substituiert man dann DHEA, um wieder jugendliche Werte zu erreichen, so findet eine Reihe von Verjüngungsprozessen statt. Dadurch lassen sich z.B. bestimmte Immunfunktionen und der Zuckerstoffwechsel wieder auf ein jugendliches Niveau bringen.

Seit Ende 2011 nehme ich 25 mg DHEA täglich zur Alterungsprophylaxe ein. Nach etwa zwei bis drei Monaten stellte ich fest, dass meine Widerstandsfähigkeit gegen Lippenherpes deutlich zugenommen hat. Um die annähernd optimale Dosis zu finden, habe ich sie auf 50 mg täglich erhöht und dann auf Nebenwirkungen geachtet. Eine harmlose Nebenwirkung ist Schlaflosigkeit. Nach vier bis fünf Tagen trat sie auch ein. Ich reduzierte wieder auf 25 mg täglich.

Wer mehr über das spannende Thema DHEA und Anti-Aging ganz allgemein erfahren möchte, dem sei das ausgesprochen spannende und gelungene Buch *Anti-Aging und Prävention* (Schmitt, Homm 2008) zu empfehlen.

DHEA wird zunehmend von der Medizin als wirksames und nebenwirkungsarmes Therapeutikum entdeckt. Ihr Hausarzt wird Ihnen mit an Sicherheit grenzender Wahrscheinlichkeit davon abraten, DHEA einzunehmen. Mittlerweile wird DHEA erfolgreich bei der Behandlung von Lupus erythematodes, einer Autoimmunerkrankung, die zu schweren Entzündungen der Haut, der Gefäßwände, Gelenke und innerer Organe führen kann, eingesetzt.

Auch wenn Morbus Crohn keine Autoimmunerkrankung ist, so sind die Entzündungsprozesse doch vergleichbar. Morbus Crohn-Patienten haben durchweg zu geringe DHEA-Serumspiegel. Während eines Schubes verstärkt sich der Mangel noch einmal. Substitution ist unausweichlich.

Aufgrund der in diesem Kapitel aufgeführten Fakten, entschied ich am 13. August 2013 200 mg DHEA täglich eigenverantwortlich einzunehmen. Die Literatur wies DHEA als sichere Substanz aus, von der man nicht viel zu befürchten, aber viel zu erwarten hatte.

Meine Strategie sah folgendermaßen aus:

DHEA wird so lange eingenommen bis erste geringe Nebenwirkungen auftreten. Dann wird reduziert und weiter beobachtet. Drei Monate lang nahm ich 200 mg täglich, dann entwickelte sich **etwas** Akne. Ich spreche hier von drei Pickelchen, die mir aufgefallen sind, weil ich sonst gar nichts habe. Die Dosis wurde auf 100 mg täglich reduziert. Die Pickelchen verschwanden von alleine nach fünf Tagen. Diese kleine Nebenwirkung war ausgesprochen informativ. Sie zeigte mir an, dass mein Entzündungsniveau, von dem ich eh nichts mehr bemerkte, weiter absank. Die reduzierte Dosis nehme ich wieder bis die ersten minimalen Nebenwirkungen auftreten und ich wieder bei 25 mg täglich angekommen bin.

DHEA kurz und bündig!

- DHEA ist eine Anti-Aging Substanz
- DHEA ist preiswert und ausgesprochen nebenwirkungsarm
- Morbus Crohn-Patienten haben zu niedrige DHEA Blutspiegel, die sich durch Kortison weiter absenken
- DHEA wirkt immunmodulierend, in dem es antientzündliche Botenstoffe erhöht und entzündungsfördernde absenkt
- DHEA wirkt zusammen mit Vitamin D, Omega-3-Fettsäuren und dem Probiotikum E. Coli Nissle 1917

DHEA sollte in einer Dosierung von 200 mg täglich eingenommen werden. Achten Sie dabei auf Nebenwirkungen wie Akne und Schlaflosigkeit und reduzieren Sie dann die Dosierung. Die geringfügigen Nebenwirkungen verschwinden schnell.

Fachinformationen

Das Verhältnis von Kortisol zu DHEA liegt beim gesunden Menschen bei etwa 0,2. Bei Morbus Crohn-Patienten ohne vorangegangene Kortison-Therapie bei 0,6 und mit Kortison-Therapie bei ca. 1,5 (Straub 1998). Eine Kortison-Therapie verstärkt den DHEA-Mangel noch. Was sicherlich zu einer beschleunigten Alterung führt. Das bedeutet nicht, dass man unter keinen Umständen Kortison nehmen soll. **Manchmal** ist es wirklich unvermeidbar. Man sollte DHEA supplementieren, um einen Mangel sicher zu verhindern. Es geht aber nicht nur um die Verhinderung eines Mangels, sondern auch um Krankheitsbekämpfung.

Ein hohes Verhältnis von Kortisol zu DHEA korreliert positiv mit verschiedenen Entzündungsparametern, wie C-reaktives Protein, Blutsenkung und dem Entzündungsmediator Interleukin 6 (IL-6). Eine hohe Zufuhr von DHEA kann das Verhältnis und somit die Entzündung reduzieren.

IL-6 scheint ein bedeutender Faktor in der Krankheitsaktivität von Morbus Crohn zu sein. In einer Untersuchung an 36 Patienten wurden insgesamt 32 Laborwerte untersucht, mit denen eine Vorhersage bezüglich des Rückfallrisikos möglich ist (Louis 1997). Von allen erhobenen Labordaten war IL-6 mit der größten Voraussagesicherheit verbunden. Die Forscher haben ermittelt, dass ein 17-fach erhöhtes Rückfallrisiko innerhalb eines Jahres besteht, wenn IL-6 über 20 Pikogramm pro ml (pg/ml) liegt. Ein Pikogramm ist der tausendste Teil eines milliardstel Gramms. Der Normalwert liegt für IL-6 zwischen 0 und 8.5 pg/ml. Um meine Krankheitsaktivität verfolgen zu können, werde ich zukünftig zweimal jährlich meinen IL-6 Serumwert bestimmen lassen. Meine erste Messung ergab einen Wert von 4,41 pg/ml. Das ist für einen Morbus Crohn-Patienten super!

DHEA ist ein bedeutender Immunmodulator. Es bringt das bei chronisch-entzündlichen Erkrankungen vorhandene Missverhältnis von pro- und antientzündlichen Botenstoffen wieder ins Gleichgewicht. So wird

IL-6 abgesenkt (Straub 1998) und das antientzündliche IL-10 angehoben. IL-6 wird auch von Omega-3-Fettsäuren abgesenkt (Simopoulos 2002) und IL-10 von E.coli Nissle 1917 und Vitamin D (Literatur siehe dort) angehoben. Es ist deshalb anzunehmen, dass DHEA, Omega-3-Fettsäuren, Vitamin D und das Probiotikum synergistisch wirken. Jede Substanz für sich alleine betrachtet, trägt vielleicht nur einen kleinen Teil zur Besserung bei. Alles zusammen genommen wirkt phantastisch. Es ist diese perfekte Synergie, davon bin ich überzeugt, die innerhalb kurzer Zeit eine Remission bei mir herbeigeführt hat.

Völlig unterschiedliche Substanzen, die scheinbar nichts gemein haben, verstärken sich gegenseitig perfekt. Oder wer denkt schon daran, dass Bakterien ähnlich wirken wie ein Anti-Aging-Hormon. Es ist schon beeindruckend, was die Natur so zu bieten hat.

Eine kleine Pilotstudie (Andus 2003) mit sieben Morbus Crohn- und 13 Colitis Ulcerosa-Patienten wurde erfolgreich durchgeführt. Alle Patienten befanden sich in einer aktiven Krankheitsphase trotz intensiver Standardmedikation. Vor so einem Zustand schauderte es mir bereits vor über 20 Jahren. Ich habe rechtzeitig einen Ausweg gefunden. Die Patienten erhielten nun zusätzlich zu ihren Medikamenten acht Wochen lang 200 mg DHEA täglich. Und siehe da, endlich ein Erfolg: Sechs von sieben Morbus Crohn-Patienten und sechs von 13 Colitis-Patienten erreichten eine Remission.

XI Dimethylsulfoxid: Verheißungsvoller Knoblauchflash

Ich wusste, dass die bei Morbus Crohn auftretenden Hautgeschwüre auch ein Problem der Radikalbildung sind, weshalb ich ja bereits Kaliumjodid einnahm (siehe Kapitel IX). Die Kortisondosis konnte wegen der gleichzeitigen Einnahme von Kaliumjodid deutlich reduziert werden. Um diesen Effekt weiter zu verstärken und das Kortison zügig und dauerhaft absetzen zu können, musste noch eine weitere Substanz gefunden werden. Zwar kann es absolut berechtigt sein, im Rahmen eines **ausgewogenen Gesamtkonzepts** Pyoderma Gangrenosum mit Kortison zu behandeln, belässt man es aber bei ausschließlich hohen Kortisondosen kommen die Geschwüre alsbald wieder.

Aufgrund diverser Überlegungen kamen einige Stoffe in die engere Auswahl. Vitamin C, R-alpha-Liponsäure, Melatonin und Dimethylsulfoxid (DMSO). Melatonin schied aus, weil die benötigten Dosierungen höchst wahrscheinlich zu einer nicht akzeptablen Tagesmüdigkeit geführt hätten. Vitamin C hätte meiner Meinung nach entweder intravenös oder in extrem hohen oralen Dosen in Kombination mit R-alpha-Liponsäure eingesetzt werden müssen. Beides war für mich nicht praktikabel. Es blieb DMSO übrig.

DMSO ist ein Nebenprodukt der Holzindustrie. Dieses bemerkenswerte Lösungsmittel wurde im Jahre 1866 von dem russischen Chemiker Alexander Saytzeff synthetisiert. In den 1960ern wurde es von dem amerikanischen Chirurgen Stanley Jacob in die Medizin eingeführt.

DMSO ist in einer üblichen oralen Dosierung von 2-6 g täglich ausgesprochen gut verträglich, wirksam und weist nur geringfügige Nebenwirkungen auf. Die auffälligste Nebenwirkung ist der knoblauchartige Geschmack und der hat es in sich. Als ich das erste Mal DMSO einnahm, überkam mich ein **Knoblauchflash**. Ich war geschockt! Sie müssen sofort etwas Süßes trinken. Seit dem setze ich mir verdünnte DMSO- Saft-oder Milchmischungen an.

Damit das Geschwür schneller abheilt, nahm ich zwei Wochen lang täglich 3 g DMSO ein. Dann erhöhte ich die Dosis auf 5 – 6 g. Nach acht Wochen war alles verheilt. Grundsätzlich sollten Sie Ihr soziales Umfeld informieren, wenn Sie DMSO einnehmen, ansonsten unterstellt man Ihnen möglicherweise mangelnde Körperhygiene. Der deutliche knoblauchartige Geruch, den man selbst nicht wahrnimmt, wird über den Atem und die Haut zum Teil an die Umgebung abgegeben. Es riecht manchmal aber auch nicht nach Knoblauch, sondern nach Tomate, Mais, Möhre (wen wundert's?), Bärlauch, „undefinierbar“ oder in verstärkter Weise nach zu vor gegessenen Speisen. Das kann sogar angenehm sein, muss aber nicht. Um diese Nebenwirkung zu minimieren empfiehlt es sich das DMSO mit Milch, Käse, Quark und Chlorophylltabletten einzunehmen. Mit Rohmilch lässt sich der unangenehme Geruch noch stärker verringern. Bei Rohmilch besteht jedoch das Risiko von Verdauungsproblemen.

DMSO kurz und bündig!

DMSO ist keine Substanz der Orthomolekular- oder klassischen Naturheilmedizin.

- Es verfügt aber über hervorragende Eigenschaften:
- Es hat im angegebenen Dosisbereich (2-6 g täglich) nur geringfügige Nebenwirkungen
- DMSO verlängert die Überlebenszeit bei Magenkrebs
- DMSO reduziert den Kortisonbedarf bei Colitis Ulcerosa und verringert die Rückfallrate
- DMSO kann Proteinablagerungen in bestimmten Organen bei rheumatoider Arthritis und Morbus Crohn auflösen
- DMSO ist nur ein Siebtel so toxisch wie Acetylsalicylsäure
- DMSO ist eine Anti-Aging Substanz, weil es ein extrem guter Hydroxylradikalfänger ist
- Es ist sehr preiswert

Fachinformationen

DMSO ist chemisch gesehen eine ausgesprochen interessante Substanz. Wir müssen jetzt, um die Wirkungsweise von DMSO besser zu verstehen, eine kleine Chemie-Stunde abhalten.

Als Lösungsmittel ist es in der Lage, manche chemische Reaktionen 1.000.000 oder mehr Mal schneller ablaufen zu lassen als in herkömmlichen Alkohol-Wasser-Mischungen. Das liegt daran, weil DMSO nur positiv geladene chemische Teilchen (Kationen) beeinflusst. Die negativen Anionen werden vom DMSO praktisch nicht solvatisiert. Genau diese Eigenschaft macht DMSO zu einer enorm bedeutungsvollen biochemischen Substanz. Das DMSO-Molekül bewegt sich rasend schnell und ungehindert durch jede biologische Membran. Und zwar deshalb, weil es einerseits sehr klein ist und andererseits biologische Membranen sowohl zur Innen- und Außenseite hin elektrisch negativ geladen sind. Befindet sich das DMSO dann in der Zelle geht es erst richtig los. Es reagiert mit gefährlichen Sauerstoffverbindungen wie Wasserstoffperoxid und dem Folgeprodukt Hydroxylradikal. Darüber hinaus hemmt DMSO auch die Neutrophile Chemotaxis. Es besitzt praktisch die gleichen Eigenschaften wie Kaliumjodid. Das musste die finale Lösung sein. Das letzte molekulare Mosaiksteinschen, was mir fehlte, war gefunden! Die rasante Abheilung des letzten Geschwürs lässt eine zusätzliche Wirkung von DMSO vermuten.

Nach diesen Vorüberlegungen begann ich mit meiner Recherche. Zu meiner positiven Überraschung entdeckte ich, dass DMSO bereits erfolgreich bei Colitis Ulcerosa und Magenkrebs in Langzeituntersuchungen erprobt wurde. Außerdem gab es eine kleinere Untersuchung mit Patienten, die an rheumatoider Arthritis und Morbus Crohn litten.

DMSO konnte signifikant die Überlebensrate bei Magenkrebs in einem Zeitraum von fünf Jahren gegenüber der Placebo-Gruppe erhöhen (Salim 1992). Die Patienten nahmen täglich 4 × 500 mg DMSO ein.

In einer Studie zur Wirksamkeit von DMSO bei Colitis Ulcerosa (Salim 1992) konnte die orale Kortisonmenge während der Akutphase um 31 % reduziert werden. Dieser Wert ist im Artikel selbst nicht aufgeführt, lässt sich aber aus den vorhandenen Daten berechnen. Eine Gruppe von Patienten erhielt die Standardtherapie mit Kortison und Sulfasalazin während die andere Gruppe zusätzlich 4 × 500 mg DMSO täglich erhielt. In der DMSO Gruppe waren bereits nach zwei Wochen 84 % und nach drei Wochen 100 % der Patienten in Remission. In der Gruppe mit der Standardtherapie betrugen die Werte 51 % und 66 %. Die Unterschiede waren statistisch signifikant. Bereits nach einer Woche waren die Entzündungswerte in der DMSO-Gruppe signifikant niedriger als in der Standard-Gruppe. Der zweite Studienabschnitt befasste sich damit, wie das DMSO bei der Aufrechterhaltung der Remissionsphase wirkt. Dazu wurden wieder zwei Gruppen gebildet.

I Sulfasalazin 2 g täglich

II Sulfasalazin 2 g und 4 × 500 mg DMSO täglich

Nach einem Jahr betrug die Rückfallquote in der Gruppe I 25 % und der Gruppe II nur 5 %. Die Ergebnisse waren natürlich signifikant.

In einer kleinen rückwirkenden Betrachtung an 15 Patienten wurde die Wirkung von DMSO auf eine Begleiterkrankung, die bei rheumatoider Arthritis und Morbus Crohn auftritt, überprüft (Amemori 2006). Es handelt sich dabei um Proteinablagerungen in der Niere und im Magen-Darm-Bereich. Diese können zu schwerwiegenden Funktionsverlusten der betreffenden Organe führen. Die Patienten nahmen über acht Wochen zwischen 3 und 20 g DMSO täglich ein. Die Forscher beobachteten keine nennenswerten Nebenwirkungen. Sie kamen zu dem Schluss, dass DMSO besonders im Magen-Darm-Trakt sowie im frühen Stadium der Nierenerkrankung die Proteinablagerungen verhindern kann.

Standpunkt: DMSO die Universalsubstanz

DMSO hat wie oben kurz erwähnt sehr positive Auswirkungen auf Morbus Crohn, Colitis Ulcerosa und Magenkrebs. Der Hauptgrund liegt darin, dass DMSO ein extrem effizienter Hydroxylradikalfänger ist. Hydroxylradikale sind alleine genommen für etwa 50 % aller Zellschäden verantwortlich, die im Laufe des Lebens auftreten. Sie sind somit an ***allen*** *entzündlichen Vorgängen und degenerativen Alterungsprozessen beteiligt. Das bedeutet, dass DMSO entweder alleine, mit natürlichen Wirkstoffen oder als Ergänzung zur Standardtherapie praktisch* ***alle*** *Entzündungen und degenerativen Alterungsprozesse positiv beeinflusst. Ich nehme aus Gründen der Morbus Crohn – und Alterungsprophylaxe* ***täglich etwa*** *2 – 3 g DMSO ein.*

Besonders beliebt ist die Anwendung bei Arthritis, Bursitis, Sportverletzungen und Muskelerkrankungen. Es lassen sich aber auch Narben bzw. Narbenschmerzen damit behandeln. Nach der Abheilung meiner Geschwüre an den Knöcheln hatte ich am Außenknöchel des rechten Fußes zeitweilig starke Schmerzen beim Laufen. Ich musste das Laufen abbrechen. Ich rührte mir ein Gel an, was zu 70 % aus DMSO bestand und trug es auf die Narben auf. Innerhalb von drei Tagen trat eine deutliche Besserung ein. Ich konnte wieder mit einem leichten Lauftraining beginnen. Nach zehn Tagen waren die Schmerzen vollständig verschwunden.

XII Weitere wichtige Substanzen im Kampf gegen Morbus Crohn

Vitamin A

Vitamin A kann aufgrund seiner Eigenschaften die Permeabilität der Darmwand deutlich reduzieren und so zu einem festen Stuhlgang beitragen. Es ist zu erwarten, dass Vitamin A und Glutamin hinsichtlich der Permeabilität der Darmwand synergistisch wirken. Vitamin A ist grundsätzlich notwendig für eine intakte Haut und Schleimhaut. Vitamin A ist wichtig für die Zellerneuerung und das Zellwachstum sowie für den Schutz des Epithels. Im Zellstoffwechsel selbst spielt Vitamin A eine entscheidende Rolle beim Zuckertransport und der Synthese von Glykoproteinen, die als Oberflächenrezeptoren der Zelle dienen. Die Vitamine A und D unterdrücken die bei Morbus Crohn durch Th1(T-Helferzelle Typ 1) eingeleitete Immunantwort, was dann zu einer abgeschwächten Entzündungsreaktion führt.

Die Wirkung von Vitamin A bei Mobus Crohn wurde zufällig entdeckt (Skogh 1980). Eine Patientin mit Psoriasis erhielt täglich 150.000 I.E. Vitamin A und 300 mg natürliches Vitamin E (450 I.E.). Die Psoriasis-Symptome verschwanden innerhalb von zwei Wochen. Überraschenderweise hatte die Patientin, die auch an Morbus Crohn litt, einen vollständigen Rückgang ihrer Durchfälle beobachtet. Sie war in der Lage wieder alles zu essen, was ihr schmeckte. Das war eine sehr bedeutende Steigerung der Lebensqualität. Nun wusste man nicht, kommt die Verbesserung vom Vitamin A oder Vitamin E. So testete man jede Substanz für sich und konnte somit die Verbesserung dem Vitamin A zu schreiben. Wurde das Vitamin A abgesetzt, so ergab sich nach wenigen Tagen wieder eine Verschlechterung, die sich aber innerhalb von zwei Tagen besserte, wenn das Vitamin A wieder eingenommen wurde. Ich habe ebenfalls mit Vitamin A experimentiert. Mein Morbus Crohn war in den Jahren 1996 – 97 ganz o.k. bis auf gelegentliche weiche Stühle und etwas Bauchschmerzen.

Ich nahm einen Monat lang 100.000 I.E. Vitamin A täglich. Der Stuhlgang besserte sich innerhalb einer Woche. Die Bauchschmerzen verschwanden ebenfalls. Anschließend machte ich eine Pause von zwei Wochen und nahm dann nochmal einen Monat lang Vitamin A ein. Das Problem war gelöst. Es kam nichts mehr wieder.

Nebenwirkungen traten bei dieser Vorgehensweise nicht auf. Längerfristig ist bei solchen Vitamin A Dosierungen mit Nebenwirkungen zu rechnen. Erste Symptome sind z.B. Kopfschmerzen und trockene Lippen. Dann sollte die Dosis umgehend reduziert bzw. Vitamin A abgesetzt werden. Die Nebenwirkungen sind reversibel und verschwinden schnell. Es wäre natürlich unvernünftig diese Nebenwirkungen längere Zeit zu ignorieren, denn dann könnten z.B. problematische Erhöhungen des Cholesterinspiegels die Folge sein.

Für Schwangere sind solch hohe Vitamin A Dosierungen aufgrund möglicher Missbildungen absolut tabu.

Präbiotika

Präbiotika sind Nahrungsbestandteile, die durch körpereigene Enzyme nicht abgebaut werden können. Sie dienen als Nahrungsquelle für gesundheitsfördernde Darmbakterien. So dass sich die Darmflora positiv hinsichtlich ihrer Zusammensetzung verändert. Zu den Präbiotika zählen im Wesentlichen die wasserlöslichen Ballaststoffe. Chemisch handelt es sich um Oligosaccharide. Bekannte Präbiotika sind Flohsamenschalen, Inulin, Oligofructose u.a.m.

Diese Substanzen können recht schnell einen positiven Einfluss auf Stuhlfrequenz- und konsistenz haben. Ich empfehle alle Präbiotika einschleichend zu dosieren, sonst kehrt sich der Effekt ins Gegenteil.

XIII Dr. Klante – Therapie 2.0

Die tabellarische Übersicht auf der folgenden Seite stellt den vorläufigen Höhepunkt meiner Experimente dar. Ich fasse sie unter der Überschrift Dr. Klante-Therapie 2.0 zusammen ☺. Sie wirkt und hat praktisch keine Nebenwirkungen. Die einzigen Nebenwirkungen waren wenige Pickelchen für einige Tage und ein erhöhter Harndrang. Das ist vernachlässigbar. Würde man die Nebenwirkungen herkömmlicher Therapien auflisten, so bräuchte man dafür ein eigenes Kapitel oder Buch.

Ich bin davon überzeugt, dass diese Therapie einen massiv Medikamenten reduzierenden Effekt hat. Langfristige oder gar Dauereinnahmen von Medikamenten wie Kortison, Mesalazin, Mercaptopurin, Infliximab® u.a.m. werden deutlich unwahrscheinlicher.

Grundsätzlich ist allen Patienten mit chronisch-entzündlichen Erkrankungen zu raten, eine hochdosierte Vitamin-Mineralien-Spurenelemente Kombination einzunehmen.

Das oben erwähnte Vitalprogramm bezieht sich auf Morbus Crohn. Ich habe die verbleibenden Nährstoffe meines Standardprogramms weiterhin täglich eingenommen. Zu diesen gehören u.a. 200 mg R-Alpha-Liponsäure, Vitamin B-50 Komplex, 100 mg Coenzym Q10, 200 µg Chrom, 400 mg Magnesium und Calcium.

Nährstoff	Dosis je Tag	
Möhrensuppe	300-750 ml	
Boswellia serrata (BS)	3,6-4,8 g BS bzw. 200 – 400 mg 5-Loxin®	
Omega-3-Fettsäuren	4,5 – 8 g	
Vitamin D_3	10.000-40.000 I.E.	
Glutamin	10-30 g	
Protein allgemein	30 g	
Kaliumjodid	400 – 600 mg	
B6,B12,Folsäure	B6(100 mg);B12(1000 µg); Folsäure (2000 – 5000 µg)	
E. Coli Nissle 1917 (Mutaflor®)	2 Kapseln	
Saccharomyces boulardi (after biotic®)	1 g	
DHEA	200 mg	
Vitamin A	50.000 – 100.000 I.E.	
Cystein	1000 mg	
Vitamin C	4-5 g	
Vitamin E (Tocopherolgemisch)	800 – 1700 I.E.	

Meine Quelle	Kommentar
Biomöhren aus dem Supermarkt	Sehr schneller Wirkungseintritt
www.biotikon.de www.super-smart.eu	Schneller Wirkungseintritt
DM 1000 mg Kps. /www.bull-attack.com: Omega-3-Fischöl von Lamotte (nur über Internetapotheken erhältlich) z.B. apogold 24	Synergistische Wirkung mit BS
Dekristol® (oder Internetrecherche)	Verschreibungspflichtig
www.amino-factory.de	30 g am Anfang, später 10 g
DM/Rossmann/Body-Building Shops	Anstelle von Glutamin nicht zusätzlich; oder halb und halb
Apotheke	Langsam starten, dann steigern; ab ca. 6. Tag maximale Dosis
www.basichealth.com	Wirkt gegen bestimmte Hautgeschwüre; Mangelprophylaxe bei Morbus Crohn
www.apotal.de	Einschleichend nehmen; kühlen!
www.apotal.de	Starke synergistische Wirkung mit Mesalazin
www.biovea.com	2 – 3 Monate, dann reduzieren
www.basichealth.com	Unbedingt auf Nebenwirkungen achten; Kein Vitamin A für Schwangere!
www.amino-factory.de www.gesundheitsprodukte-fischer.de	Immer mit Vitamin C einnehmen
DM/Rossmann/Apotheke/ www.basichealth.com	Radikal-und Immunschutz; fördert die Wundheilung
www.astronutrion.com www.biofood-shop.eu	Radikalschutz; wirkt antientzündlich

Selen	400 µg
Zink	50 mg
Dimethylsulfoxid	2000 – 6000 mg

Therapie – Optimierungen

Die zahlreichen Erfahrungen, die ich im Laufe der letzten Monate gemacht habe, führen dazu, meine Therapie bereits jetzt zu optimieren. Sie können davon unmittelbar profitieren.

Bei einem neuen Schub würde ich in den ersten ein bis zwei Monaten 40.000 I.E. Vitamin D und im ersten Monat 100.000 I.E. Vitamin A täglich einnehmen. Die Vitamin D-Dosis wird dann auf 20.000 I.E. reduziert. Vitamin A muss für zwei Wochen ausgesetzt werden. Dann kann es nochmal einen Monat lang eingenommen werden.

Vom ersten Tag des Schubes an sollte die Dosis an Boswellia serrata bei 4,8 g bzw. 400 mg 5-Loxin® liegen.

Dimethylsulfoxid sollte in Mengen von 2 – 6 g täglich eingenommen werden. Ich empfehle die lebenslange Einnahme.

	www.nutrio-shop.com	Radikalschutz
	www.nutrio-shop.com	Fördert die Wundheilung
	Apotheke, www.rakuten.de	Reduziert Entzündungen im Magen-Darm-Trakt

Schlussbemerkung

Nun sind Sie durch mit dem Buch und haben hoffentlich den Eindruck gewonnen, dass es viel mehr gibt als die herkömmlichen Weisheiten, um Morbus Crohn zu bekämpfen. Alle Maßnahmen, die in diesem Buch besprochen wurden, habe ich selber durchgeführt. Die verwendeten hohen Dosierungen sind nötig, um eine schnelle Besserung zu erreichen. Wenn Sie versuchen die Dosierungen etwa zu halbieren, werden Sie unter Umständen keine Besserung an sich feststellen. Den Rat, dieses Nährstoffprogramm mit Ihrem Arzt zu besprechen, kann ich Ihnen zwar geben, aber gleichzeitig auch versprechen, dass er sehr vieles davon ablehnen wird. Die allermeisten Ärzte werden Ihnen raten, doch lieber eine Erhaltungsdosis von diesem und jenem Medikament einzunehmen. Am Ende des Tages müssen Sie die Entscheidung treffen. Sie müssen sich dafür entscheiden, Medikamente zu reduzieren oder gar abzusetzen. Ich habe mich bereits ein Jahr nach Erkrankungsbeginn entschieden, der Schulmedizin das Feld nicht alleine zu überlassen. Es war die beste und heilsamste Entscheidung meines Lebens. Als ich im Sommer 2013 einen Schub bekam, habe ich auf das ganze Repertoire der orthomolekularen und natürlichen Medizin, über das ich verfügte, zurückgegriffen. Ich sage es Ihnen ganz offen und ehrlich, Angst vor dem nächsten Schub in 20 oder 30 Jahren habe ich nicht. Dann gibt es ja die Dr. Klante-Therapie 3.0 ☺.

Sie können mit Möhrensuppe, Boswellia serrata, Fischöl, Vitamin D u.s.w. nichts falsch machen. Und wenn Sie sich nicht sofort an alle aufgeführten Substanzen herantrauen, dann lassen Sie diese erst mal beiseite. Aber fangen Sie unbedingt an. Es gibt für Morbus Crohn eine hoch effektive und nebenwirkungsarme Therapie. Sie halten sie gerade in Ihren Händen.

In diesem Sinne…

Ihr Dirk Klante

Literaturverzeichnis

1. **Amemori S, Iwakiri R, Endo H,** et al. *Oral dimethyl sulfoxide for systemic amyloid A amyloidosis complication in chronic inflammatory disease: a retrospective patient chart review,* Journal of Gastroenterology, 2006:41:444-449

2. **Asahina A, Minatani Y, Tada Y,** et al. *Successful Treatment of Pyoderma Gangrenosum with Potassium Iodide.* Acta Dermato-Venerologica, 2006:86:84-85

3. **Aghdassi E, Wendland BE, Steinhart AH,** et al. *Antioxidant Vitamin Supplementation in Crohn's Disease Decreases Oxidative Stress: A Randomized Controlled Trial,* American Journal of Gastroenterology, 2003:98:348-353

4. **Andus T, Klebl F, Rogler G,** et al. *Patients with refractory Crohn's disease or ulcerative Colitis respond to dehydroepiandrosterone: a pilot study,* Alimentary Pharmacology and Therapeutics, 2003:17:409-414

5. **Aslan A, Triadafilopoulos G,** *Fish oil fatty acid supplementation in active ulcerative colitis: a double-blind, placebo-controlled, crossover study.* American Journal of Gastroenterology, 1992:87:432-437

6. **Basivireddy J, Jacob M, Balasubramanian KA.** *Oral glutamine attenuates indomethacin-induced small intestinal damage,* Clinical Science, 2004:107:281-289

7. **Beluzzi A, Brignola C, Campieri M,** et al. *Effect of an Enteric Coated Fish-Oil Preparation on Relapses in Crohn's Disease.* New England Journal of Medicine, 1996:334:1557-1560

8. **Benjamin J, Makharia G, Ahuja V,**
et al. *Glutamine and whey protein improve intestinal permeability and morphology in patients with Crohn's disease: a randomized controlled trial.* Digestive Dis Science, 2012:57(4):1000-1012

9. **Boudeau J, Glasser AL, Julien S,**
et al. *Inhibitory effect of probiotic Escherichia coli strain Nissle 1917on adhesion to and invasion of intestinal epithelial cells by adherent-invasive E. coli strains isolated from patients with Crohn's disease.* Alimentary Pharmacology and Therapeutics, 2003:18: 45-56.

10. **Brignola C, De Simone G, Belloli C,**
et al. *Steroid treatment inactive Crohn's disease: a comparison between two regimens of different duration,* Alimentary Pharmacology and Therapeutics, 1994:8:465-468

11. **Cleland GL, Michael JJ, Neumann MA,**
et al. *Linoleate inhibits EPA incorporation from dietary fish-oil supplements in human subjects,* American Journal of Clinical Nutrition, 1992: 55: 395-399

12. ***Coeffier M, Miralles-Barrachina O,***
Le Pessot F, et al. Influence of *Glutamine on Cytokine Production By Human Gut In Vitro,* Cytokine, 2001:13:148-154

13. **Coeffier M, Marion R, Leplingard A,**
et al. *Glutamine Decreases Interleukin-8 And Interleukin-6 But Not Nitric Oxide And Prostaglandins E2 Production By Human Gut In-Vitro,* Cytokine, 2002:18(2):92-97

14. **Louis E, Belaiche J, van Kemseke C,**
et al. *A high serum concentration of interleukin-6 is predictive of relapse inquiescent Crohn's disease,* European Journal of Gastroenterology & Hepatology, 1997:9:939-944

15. **Garland CF, Gorham ED, Mohr SF,** et al. *Vitamin D for Cancer Prevention: Global Perspective,* Annals of Epidemiology 2009:19:468-483

16. **Garland CF, French CB, Baggerly LL,** et al. *Vitamin D Supplement Doses and Serum 25-Hydroxyvitamin D in the Range Associated with Cancer Prevention,* Anticancer Research 2011:31:607-612

17. **Gerhardt H, Seifert F, Buvari P,** et al. *Therapy of active Crohn disease with Boswellia serrata extract H15,* Zeitschrift für Gastroenterology, 2001: 39(1): 11-17

18. **Gupta I, Parihar A, Malhotra P,** et al. *Effects of Boswellia serata gum resin in patients with ulcerative colitis, European Journal of Medical Research,* 1997:2(1):37-43

19. **Gupta I, Gupta V, Parihar A,** et al. *Effects of Boswellia serata gum resin in patients with bronchial asthma: results of a double-blind, placeb-controlled, 6-week clinical study,* European Journal of Medical Research, 1998:3(11):511-514

20. **Gupta I, Parihar A, Malhotra P,** et al. *Effects of Boswellia serata gum resin in patients with chronic colitis,* Planta Medicine, 2001:67(5):391-395

21. **Guslandi M, Mezzi G, Sorghi M,** et al. *Saccharomyces boulardi in Maintenance Treatment of Crohn's Disease,* Digestive Diseases and Science, 2000:45:1462-1464

22. **Hawthorne AB, Daneshmend TK, Hawkey CJ,** et al. *Treatment of ulcerative colitis with fish oil supplementation: a prospective 12 month randomised controlled trial,* Gut 1992;33:922-928

23. **Hassan I, Keen A.**
Potassium iodide in dermatology, Indian Journal of Dermatology, Venerology and Leprology, 2012:78(3):390-393

24. **Helwig U, Lammers KM, Rizzello F,**
et al. *Lactobacilli, bifidobacteria and E. coli nissle induce pro- and anti-inflammatory cytokines in peripheral blood mononuclear cells,* World Journal of Gastroenterology, 2006:7:12(37): 5978-5986

25. **Holick MF.**
Vitamin D Deficiency, New England Journal of Medicine, 2007: 357: 266-281

26. **Holtmeier W, Zeuzem S, Preiss J,**
et al. *Randomized, placebo-controlled, double-blind trial of Boswellia serrata in maintaining remission of Crohn's disease: good safety profile but lack of efficacy,* Inflammatory Bowel Disease, 2011:17(2):573-82

27. **Honma K. Saga K, Onedera H,**
et al. *Potassium iodide inhibits neutrophil chemotaxis.* Acta Dermatol-Venereologica, 1990:70:247-249

28. **Jörgensen JP, Agnholt J, Glerup H,**
et al. *Clinical trial: vitamin D3 treatment in Crohn's disease-arandomized double-blind placebo-controlled study,* Alimentary Pharmacology and Therapeutics, 2010:32:377-383

29. **Kimmatkar N, Thawani V, Hingorani I,**
et al. *Efficacy and tolerability of Boswellia serrate extract in treatment of osteoarthritis of knee- a randomized double blind placebo-controlled trial,* Phytomedicine, 2003:10:3-7

30. **Kruis W, Schütz E, Fric P,**
et al. Double- blind comparison of an oral Escheria coli preparation and mesalazine in maintaining remission of ulcerative colitis. Aliment Pharmacol Ther, 1997:11:853-858

31. **Kruis W, Fric P, Pokrotnieks J,**
et al. *Maintaining remission of ulcerative colitis with the probiotic Escheria coli Nissle 1917 is as effective as with standard mesalazine,* GUT, 2004:53:1617-1623

32. **Loeschke K, Ueberschaer B, Pietsch A,**
et al. n-3 *Fatty Acids Only Delay Early Relapse of Ulcerative Colitis in Remission,* Digestive Diseases and Sciences 1996;41:2087-94

33. **Lorenz R, Weber PC, Szimnau P,**
et al. *Supplementation with n-3 fatty acids from fish oil in chronic inflammatory bowel disease--a randomized, placebo-controlled, double-blind cross-over trial.* Journal of Internal Medicine Supplement, 1989:731:225-32

34. **Lorenz-Meyer H, Bauer P, Nicolay C,**
et al. Omega-3 fatty acids and carbohydrate diet for maintenance of remission in Crohn's disease. Scand J Gastroenterol 1996;31:778-85

35. **Mahmud N, Molloy A, McPartlin J,**
et al. *Increased prevalence of methylenetetrahydrofolate reductase C677T variant in patients with inflammatory bowel disease, and its clinical implications.* Gut 1999:45:389-394

36. **Malchow HA.**
Crohn's disease and Escheria coli. A new approach in therapy to maintain remission of colonic Crohn's disease, Journal of Clinical Gastroenterology, 1997: 25(4): 653-658

37. **Mate J, Castanos R, Garcia-Samaniego J, Pajares JM.**
Does dietary fish oil maintain the remission of Crohn's disease (CD): a study case control. Gastroenterology 1991;100:Suppl:A228-A228 abstract.

38. **Murray F. Sunshine and Vitamin D.**
Basic Health Publications, Inc. 2008

39. **T. B. McCall, D. O'leary, J. Blommfield,**
et al. *Therapeutic potential of fish oil in the treatment of ulcerative colitis,* Alimentary Pharmacology and Therapeutics, 1989:3(5):415-424

40. **Miyachi Y, Niwa Y.**
Effeccts of potassium iodide, colchicine and dapsone on the generation of polymorphonuclear leucocyte-derived oxygen intermediates, British Journal of Dermatology 1982:107:209-214

41. **New D, Eaton P, Knable A,**
et al. *The Use of B Vitamins for Cutaneous Ulcerations Mimicking Pyoderma Gangrenosum in Patients With MTHFR Polymorphism.* Arch Dermatol. 2011:147(4):450-453

42. **Plein K, Hotz J.**
Therapeutic effects of Saccharomyces boulardi on mild residual symptoms in a stable phase of Crohn's disease with special respect to chronic diarrhea-a pilot study. Z Gastroenterol. 1993 Feb:31(2):129-34.

43. **Puerta R, Gutierrez VR, Hoult JR.**
Inhibition of Leukocyte 5-Lipoxygenase by phenolics from Virgin Olive Oil. Biochemical Pharmacology 1999:5:445-449

44. **Qiu L, Zheng S, Wu J,**
et al. *Refractory disseminated pyoderma gangrenosum, with dependence on corticosteroids, responding to potassium iodide,* EJD 2012:22(3):426-427

45. **Raman M, Milestone AN, Walters JRF,**
et al. *Vitamin D and gastrointestinal disease: inflammatory bowel disease and colorectal cancer,* Therapautic Advances in gastroenterology. 2011:4(1):49-62

46. **Rembacken BJ, Snelling AM, Hawkey PM,**
et al. *Non-pathogenic Escherichia coli versus mesalazine for the treatment of ulcerative colitis: a randomised trial,* Lancet 1999:354:635-639

47. **Roggenbuck C, Lammert F, Heiner K,**
et al. *High-dose oral supplemetation of antioxidants and glutamine improves the antioxidant status in patients with Crohn's disease: A pilot study,* European e-Journal of Clinical Nutrition and Metabolism 2008:3:e246-e253

48. **Salim AS. Oxygen-Derived**
Free-Radical Scavengers Prolong Survival in Gastric Cancer, Chemotherapy, 1992:38:135-144

49. **Salism AS.**
Role of oxygen-derived free radical scavengers in the management of recurrent attacks of ulcerative colitis, Journal of Laboratory and Clinical Medicine, 1992:119:710-717

50. **Salomon P, Asher A, Kornbluth, Janowitz HD.**
Treatment of ulcerative colitis with fish oil n-3 fatty acid: an open trial, Journal of Clinical Gastroenterology 1990:12:157-61

51. **Schmitt R, Homm.**
Anti-Aging & Prävention, Verlag im Kilian, 2008, Marburg

52. **Schultz M, Strauch UG, Linde HJ,**
et al. *Preventive Effects of Escheria Coli Strain Nissle 1917 on acute and Chronic Intestinal Inflammation in Two Different Murine Models of Colitis,* Clinical and Diagnostic Laboratory Immunology, Mar.2004: 372-378

53. **Sengupta K, Alluri KV, Satish AR,**
et al. *A double blind, randomized, placebo controlled study of the efficacy and safety of 5-Loxin® for treatment of osteoarthritis of the knee,* Arthritis Research & Therapy, 2008:10:R85

54. **Siddiqui M.Z.**
Boswellia Serrata, A Potential Antiinflammatory Agent: An overview, Indian Journal of Pharmaceutical Sciences, 2011:73(3):255-261

55. **Simopoulos AP.**
Omega-3-Fatty Acids in Inflammation and Autoimmune Diseases, Journal of the American College of Nutrition, 2002:21(6):495-505

56. **Skogh, M, Sundquist T, Tagesson C.**
Vitamin A in Crohn's Disease, Lancet, 1980: April, 5: 766

57. **Sontakke S, Thawani V, Pimpalkhute S,**
et al. *Open randomized, controlled clinical trial of Boswellia serrate extract as compared to valdecoxib in osteoarthritis of knee,* Indian Journal of Pharmacology, 2007:39(1):27-29

58. **Stenson WF, Cort D, Rodgers J,**
et al. Dietary supplementation with fish oil in ulcerative colitis. Annals of Internal Medicine 1992;116:609-614

59. **Straub RH, Vogl D, Gross V,**
et al. *Association of Humoral Markers of Inflammation and Dehydroepiandrosterone Sulfate or Cortisol Serum Levels in Patients With Chronic Inflammatory Bowel Disease.* American Journal of Gastroenterology 1998:93(11):2197-2202

60. **Ulitsky A, Anathankrishnan AN, Naik A,**
et al. *Vitamin D Deficiency in Patients with Inflammatory Bowel Disease: Association with Disease Activity and Quality of Life,* Journal of Parenteral and Enteral Nutrition, 2011:35(3):308-316

61. **Volker D, Fitzgerald P, Major G,**
et al. *Efficacy of Fish Oil Concentrate in the Treatment of Rheumatoid Arthritis,* Journal of Rheumatology, 2000:27:2343-2346

62. **Yang L, Weaver V, Smith JP,**
et al. *Therapeutic Effect of Vitamin D Supplementation in a Pilot Study of Crohn's Patients,* Clinical and Translational Gastroenterology (2013) 4,e33;doi:10.1038/ctg.2013.1

Stichwortregister

Symbole

A

B

C

D

E

F

G

H

I

K

L

M

N

O

P

R